中国医学临床百家 · 病例精解

首都医科大学附属北京地坛医院

艾滋病机会性感染和肿瘤

病例精解

金荣华 ◎ 总主编

赵红心　郜桂菊 ◎ 主　编

科学技术文献出版社
SCIENTIFIC AND TECHNICAL DOCUMENTATION PRESS

· 北 京 ·

图书在版编目（CIP）数据

首都医科大学附属北京地坛医院艾滋病机会性感染和肿瘤病例精解 / 赵红心，郜桂菊主编.—北京：科学技术文献出版社，2024.3

ISBN 978-7-5235-1184-8

Ⅰ.①首… Ⅱ.①赵… ②郜… Ⅲ.①获得性免疫缺陷综合征—关系—肿瘤—病案 Ⅳ.① R73

中国国家版本馆 CIP 数据核字（2024）第 030506 号

首都医科大学附属北京地坛医院艾滋病机会性感染和肿瘤病例精解

策划编辑：蔡　霞　　责任编辑：袁婴婴　　责任校对：张吲哚　　责任出版：张志平

出　版　者　科学技术文献出版社
地　　　址　北京市复兴路15号　邮编 100038
编　务　部　(010) 58882938，58882087（传真）
发　行　部　(010) 58882868，58882870（传真）
邮　购　部　(010) 58882873
官 方 网 址　www.stdp.com.cn
发　行　者　科学技术文献出版社发行　全国各地新华书店经销
印　刷　者　北京虎彩文化传播有限公司
版　　　次　2024 年 3 月第 1 版　2024 年 3 月第 1 次印刷
开　　　本　787×1092　1/16
字　　　数　157千
印　　　张　14.25
书　　　号　ISBN 978-7-5235-1184-8
定　　　价　128.00元

首都医科大学附属北京地坛医院病例精解

编委会

总 主 编 金荣华

副 主 编 陈效友 杨志云 李 鑫 蒲 琳

学术顾问 范小玲 郭利民 李兴旺 刘 庄 孙静媛 王融冰 赵玉千

编　　委 （按姓氏笔画排序）

王 宇 王 鹏 王宪波 王彩英 牛少宁
毛菲菲 冯恩山 邢卉春 伦文辉 向 攀
刘庆军 刘景院 关春爽 江宇泳 孙挥宇
纪世琪 李 丽 李 坪 李常青 李新刚
杨学平 吴 焱 吴其明 宋毓青 张 伟
张 瑶 陈志海 陈京龙 周新刚 庞 琳
赵红心 赵昌松 郜桂菊 段雪飞 黄宇明
蒋 力 程 灏 谢 尧 谢 雯 谢汝明

首都医科大学附属北京地坛医院
艾滋病机会性感染和肿瘤
病例精解

编委会

主　编　赵红心　郜桂菊

副主编　肖　江　杨　涤　韩　宁

编　委（按姓氏笔画排序）

王　芳　王　飒　吴　亮　段毓姣　倪　量

徐秋华　梁洪远

秘　书　徐秋华

主编简介

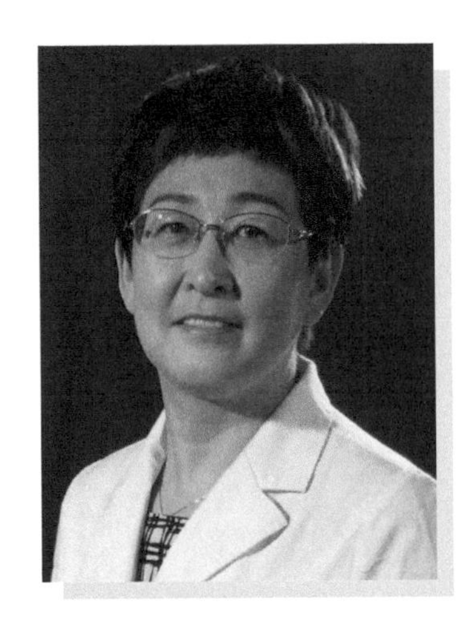

赵红心

二级主任医师，教授，博士生导师和博士后合作导师。首都医科大学附属北京地坛医院艾滋病中心主任。目前兼任国家卫生健康委员会艾滋病医疗专家组专家兼秘书，中国性病艾滋病防治协会艾滋病病毒学专业委员会副主任委员，中华医学会结核病学分会其他相关疾病专业委员会常务委员。主持和参与国家及国际项目多项，其中 6 项获得成果奖，发表学术论文 100 余篇。

主编简介

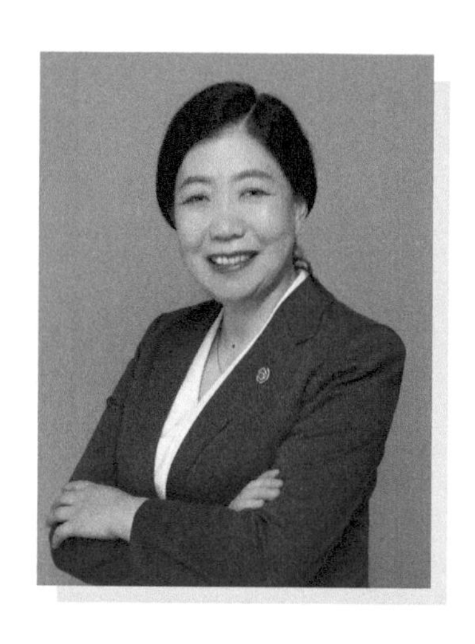

郜桂菊

三级主任医师，教授，博士生导师，首都医科大学附属北京地坛医院艾滋病中心主任医师。兼任中国性病艾滋病防治协会 HIV 合并肝病专业委员会常务委员，中国性病艾滋病防治协会基础研究专业委员会委员，北京市抗病毒治疗专家组成员，北京医学会感染病学分会委员，中国民族医药学会传染病分会理事，主持和参与国家及省部级项目多项，其中 1 项获得成果奖，发表论文 30 余篇。

序 言

疾病诊疗过程，如同胚胎发育过程，是在临床实践的动态变化中孕育、萌发、生长和长成。这一过程需要逻辑思维和临床推理，充满了趣味和挑战。临床医生必须知道如何依据基础病理生理学知识来优先选择检查项目并评估获得的信息，向患者提供安全、可靠和有效的诊疗。

患者诊疗问题的解决，一方面，离不开医生与患者面对面的沟通交流；另一方面，在以上基础上进行临床推理（涉及可清晰描述的、可识别的和可重复的若干项启发性策略），这一过程包括最初设想的形成、一种或多种假设的产生、问诊策略的进一步扩展或优化，以及适当临床技能的应用，最终找到病症所在。

以案为思，以案促诊。“首都医科大学附属北京地坛医院病例精解”丛书中的每个病例都按照病历摘要、病例分析和病例点评进行编写。读者从中可以了解到在获得病史、体格检查信息后，辅助检查项目和诊断措施在每个病例完整资料库的构建中各自所起的作用和相对的价值。弄清主诉的细节，决定哪些部位和功能需要检查，评估所得到的信息，并决定还需要做些什么。书中也有部分疑难病例给出了大量的病症确诊技术应用实例，而这些技术正是临床医生应该带入临床思维活动中并学会选择的。病例分析和病例点评呈现的是临床医生的逻辑思维与积累的临床经验的融合及应用，也包括新技术的应用和对疾病的新认知，鼓励读者在阅读每个案例后提出自己的逻辑推理，然后与编者的逻辑相比较，以便训练自己的诊疗技能，尽可能避免使用不必要的诊断措施。

“地坛人”与传染病和感染性疾病的斗争历经76载风雨，医院由单一的传染病科发展成为集防、治、保、康为一体的大型综合医院，以治疗与感染和传染相关的急、慢性疾病为鲜明特点，在临床诊疗中积累了丰富的病例资源。本丛书各分册编委会结合感染性疾病和本学科疾病谱特点，力争展现在诊疗中如何获得并处理患者信息，正确使用临床诊断技巧，得出合理、可信的诊断结论，制订诊疗计划，关注患者结局，提升患者就医体验和减轻患者疾病负担。以丛书形式出版旨在体现临床学科特点，与广大同人分享宝贵经验，拓展临床思维，提升诊疗水平，惠及更多的患者。

本丛书的编写凝聚了首都医科大学附属北京地坛医院专家们的智慧，得到了密切合作的兄弟医院专家们的大力支持与帮助，在此表示衷心的感谢。由于近年来工程科学与计算和信息科学进一步结合，推动了生命科学和生物技术的发展，新技术、新材料、新方法不断涌现，加之临床思维又是一个不断精进的过程，而我们也受知识所限，书中不足在所难免，诚望同人批评指正。

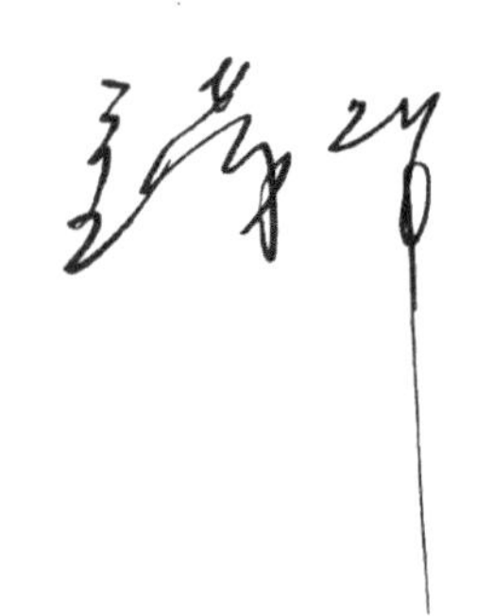

前　言

艾滋病，又称获得性免疫缺陷综合征（acquired immunodeficiency syndrome, AIDS），是人类免疫缺陷病毒（human immunodeficiency virus，HIV）侵犯人体免疫系统，导致人体免疫系统进行性下降，最后表现出各种机会性感染和机会性肿瘤的综合征。目前世界卫生组织（World Healthy Organization，WHO）报告全球存活的 HIV 感染者和艾滋病患者为 3840 万，截至 2020 年底我国疾病预防控制中心（Center for Disease Control and Prevention，CDC）报告全国存活 HIV 感染者和艾滋病患者为 105.3 万，全年新报告病例 13.16 万例，患者覆盖全国。艾滋病具有传播迅速、发病缓慢、病死率高的特点，如不进行抗病毒治疗，平均存活期为 12 ～ 18 个月。根据 HIV 感染的病情发展，分为急性期、无症状感染期和艾滋病期。随着感染时间的延长，人体免疫功能进行性下降，到了艾滋病期，就会表现出各种机会性感染和机会性肿瘤，如不予以干预，患者会因机会性感染或机会性肿瘤而死亡。高效的抗病毒治疗使得艾滋病成为可以治疗的慢性传染病，使得艾滋病患者的免疫功能得到重建和恢复，从而降低了艾滋病相关疾病的发病率和病死率，继而延长了艾滋病患者的生命，达到非 HIV 感染者的预期寿命（但艾滋病目前不能治愈，需要长期抗病毒治疗，因而长期抗病毒治疗的毒副作用、非艾滋病定义性疾病成为当前管理艾滋病患者的主要问题和挑战）。即便如此，虽然抗病毒治疗极大地降低了艾滋病相关疾病的发病率和病死率，但因患者就诊时间晚，艾滋病相关机会性感染和机会性肿瘤仍然是艾滋病患者住院和死亡的主要原因。细菌、病毒、真菌、寄生虫感染成为机会性感染的主要致病病原体，而特殊细菌，如结核、非结核分枝杆菌成为复杂难治病原体，艾滋病相关肿瘤，如卡波西肉瘤、淋巴瘤是常见的机会性肿瘤。

首都医科大学附属北京地坛医院艾滋病中心（以下简称为“艾滋病中心”）是收治全国艾滋病合并机会性感染和肿瘤患者的临床诊治中心，诊治过来自全国各地的数千例患者，主要包括侵犯各个系统、多种病原体的机会性感染者；恶性淋巴瘤、卡波西肉瘤等机会性肿瘤者；出现严重药物不良反应者；艾滋病合并肝病、艾滋病合并慢性肾功能不全、艾滋病合并噬血细胞综合征等患者，积累了丰富的诊治经验。机会性感染存在病原体的多样性和侵犯系统的复杂性，机会性肿瘤也多是侵犯机体多个部位，在治疗机会性感染和机会性肿瘤期间对药物毒性叠加的处理等极具挑战，这些均使艾滋病病情复杂，治疗过程曲折，对于感染科医生也是一种很好的历练。

本分册所有病例均是艾滋病中心多年来收治的临床病例，我们从数千个病例中精心挑选了典型的、代表性较强的、复杂难治的病例进行总结，从临床表现、实验室检查、诊疗思路、诊疗体会等方面入手分析，力图把我们的诊疗经验分享给读者，供读者在临床诊疗中参考使用。本书的临床病例收集工作由临床一线医生利用休息时间完成，他们为此付出了辛勤的劳动，在此表示感谢。限于临床诊疗经验和水平的局限，本书可能存在不尽完美之处，欢迎读者、同仁批评指正，共同提高诊治水平。

目 录

病例 1 艾滋病合并细菌性肺炎 …… 1
病例 2 艾滋病合并皮疽诺卡菌肺炎 …… 8
病例 3 艾滋病合并粟粒性肺结核 …… 16
病例 4 艾滋病合并中枢神经系统诺卡菌感染 …… 23
病例 5 艾滋病合并沙门菌脓毒症 …… 31
病例 6 艾滋病合并腰大肌结核 …… 38
病例 7 艾滋病合并利福平耐药淋巴结结核 …… 48
病例 8 艾滋病合并结核性脑膜炎 …… 57
病例 9 艾滋病合并鸟分枝杆菌感染 …… 64
病例 10 艾滋病合并血小板减少 …… 72
病例 11 艾滋病合并进行性多灶性白质脑病 …… 77
病例 12 艾滋病合并格林 – 巴利综合征 …… 84
病例 13 艾滋病合并 CMV 脑炎 …… 89
病例 14 艾滋病合并巨细胞病毒胃肠炎 …… 96
病例 15 艾滋病合并巨细胞病毒性神经根炎 …… 104
病例 16 艾滋病合并巨细胞病毒肺炎 …… 110
病例 17 艾滋病合并曲霉菌病 …… 119
病例 18 艾滋病合并 PCP …… 128
病例 19 艾滋病合并隐球菌脑膜炎 …… 134

病例 20　艾滋病合并念珠菌食管炎 …… 142

病例 21　艾滋病合并马尔尼菲篮状菌病 …… 147

病例 22　艾滋病合并弓形虫脑炎 …… 156

病例 23　艾滋病合并隐孢子虫病 …… 164

病例 24　艾滋病合并噬血细胞综合征 …… 170

病例 25　艾滋病合并中枢神经系统淋巴瘤 …… 180

病例 26　艾滋病合并结节性淋巴瘤 …… 185

病例 27　艾滋病合并硬膜外淋巴瘤 …… 191

病例 28　艾滋病合并胃弥漫大 B 细胞淋巴瘤 …… 199

病例 29　艾滋病合并播散性卡波西肉瘤 …… 204

病例 30　艾滋病合并口腔卡波西肉瘤 …… 209

病例 1 艾滋病合并细菌性肺炎

病历摘要

【基本信息】

男性，66 岁。2017 年 2 月 27 日入院。

主诉：发现 HIV 抗体阳性 7 年，发热、咳嗽、咳痰 4 个月，加重伴呼吸困难 2 周。

现病史：患者 7 年前因口腔真菌感染发现 HIV 抗体阳性，CD4$^+$T 淋巴细胞计数 113 个 /μL，诊断为艾滋病，给予复方磺胺甲噁唑预防肺孢子菌肺炎时出现周身皮疹，对症脱敏治疗后皮疹消退。5 年前（2012 年 3 月 7 日）开始司他夫定 + 拉米夫定 + 依非韦伦（d4T+3TC+EFV）方案抗反转录病毒治疗（anti-retroviral therapy，ART），当时 CD4$^+$T 淋巴细胞计数 29 个 /μL，服药后再次出现周身

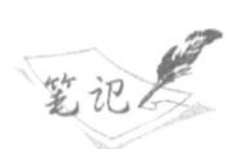

皮疹，停用抗病毒药物并积极给予脱敏水化等治疗，皮疹消退后重启 ART，方案为齐多夫定 + 拉米夫定 + 依非韦伦（AZT+3TC+EFV），此后病情较平稳。1 年前再次调整抗病毒方案为替诺福韦 + 拉米夫定 + 依非韦伦（TDF+3TC+EFV），应用至今。半年前复查 $CD4^{+}T$ 淋巴细胞计数 113 个 /μL，HIV-RNA ＜ 20 copies/mL。4 个月前无明显诱因出现咳嗽，咳黄白色黏痰，伴间断发热，体温最高 39.8℃，无明显畏寒、寒战、盗汗，对症退热治疗可降至正常，并维持 1 ～ 2 日。当地诊所给予患者中西药治疗，症状反复。2 周前出现活动后气促、呼吸困难，就诊于我院。胸部 CT：双肺多发小斑片影及树丫征，密度较小，边界较清晰，纵隔内及双侧腋窝可见多发稍肿大淋巴结，部分淋巴结钙化。为进一步诊治收入院。

此次入院患者精神可、食欲不振，进食少，睡眠不佳，二便正常，体力下降，近两周体重下降，具体不详。

流行病学史：否认输血史，否认静脉药瘾史，有同性性行为史。

既往史：30 余年前曾患急性肝炎，具体不详，自诉已治愈；13 年前因外伤致右耳鼓膜穿孔，目前听力较左侧下降；10 年前诊断梅毒，多次驱梅治疗；否认高血压、冠心病、糖尿病、肾病病史，否认其他传染病病史，对磺胺过敏，否认手术外伤史。

个人史：吸烟 30 余年，每天 1 ～ 2 包，未戒烟；饮酒 20 年，每天 40° 白酒 250 ～ 400 g，未戒酒。离异。

家族史：否认遗传病病史。

【体格检查】

体温 37.5℃，脉搏 110 次 / 分，呼吸 25 次 / 分，血压 120/60 mmHg。

患者体形消瘦，神志清楚，周身皮肤未见皮疹，浅表淋巴结不大，睑结膜无苍白，巩膜无黄染，口腔黏膜光洁，颈软无抵抗，双

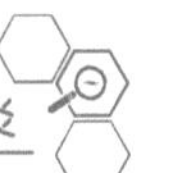

肺呼吸音粗，双下肺背段可闻及少量湿啰音，心律齐，腹软，无压痛、反跳痛，肝脾未触及，移动性浊音阴性，双下肢不肿，生理反射存在，病理反射未引出。

【辅助检查】

动脉血气分析（未吸氧）：pH 7.414，$PaCO_2$ 41 mmHg，PaO_2 70 mmHg，SaO_2 94.40%，BE 1.40 mmol/L，HCO_3^- 26.10 mmol/L。

血常规：WBC 7.45×10^9/L，NE% 79.0%，NE 5.89×10^9/L，HGB 114.0 g/L，PLT 220.0×10^9/L。尿 BLD（2+）。电解质 + 肾功能：K^+ 3.36 mmol/L，Na^+ 139.0 mmol/L，CREA 61.0 μmol/L，URCA 268.0 μmol/L，GLU 6.25 mmol/L，TCO_2 24.8 mmol/L，NH_3 19.0 μmol/L。肝功能：ALT 36.5 U/L，AST 39.6 U/L，TBIL 6.5 μmol/L，ALB 33.8 g/L，LDH 210.7 U/L，GGT 37.4 U/L，ALP 67.4 U/L。凝血：基本正常。

ESR 75.0 mm/h。CRP 185.0 mg/L。PCT 0.21 ng/mL。真菌 D- 葡聚糖 43 pg/mL。

梅毒 TRUST 阳性（1 ∶ 8），TPPA 阳性。乙肝系列、丙肝抗体及 HBV-DNA、HCV-RNA 均阴性。CMV-IgM（–）、EBV-IgM（–）、HSV-Ⅰ/Ⅱ-IgM（–）、弓形体 IgM/IgG（–），新型隐球菌抗原阴性，肺炎支原体抗体阳性（1 ∶ 80）。γ - 干扰素释放试验 A、B 阴性。

$CD4^+$T 淋巴细胞计数 137 个 /μL。HIV 病毒载量（HIV-RNA）＜ 20 copies/mL。

超声心动图：左室舒张功能减低。

腹部超声：双肾囊肿。

支气管镜结果（肺泡灌洗液）：结核分枝杆菌实时荧光定量核酸扩增检测（–）；CMV-DNA ＜ 500 copies/mL；细菌 + 真菌培养：肺炎链球菌（3 月 7 日回报）。

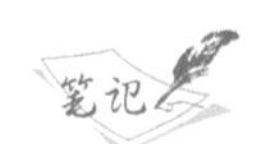

【诊断】

HIV 感染（艾滋病期）、细菌性肺炎。

【治疗经过】

入院考虑细菌性肺炎可能性大，即给予莫西沙星 0.4 g 静脉滴注、每天 1 次，患者发热、咳嗽好转，肺泡灌洗液培养为肺炎链球菌，证实诊断。抗感染治疗 2 周后复查胸部（平扫 CT）：双肺炎症治疗后，较前明显吸收。同时延续 TDF+3TC+EFV 方案 ART。

病例分析

HIV 感染者，尤其是 $CD4^+T$ 淋巴细胞计数较高和病毒学抑制的患者，细菌性肺炎的临床和影像学表现与 HIV 阴性的患者相似。由肺炎链球菌或嗜血杆菌等细菌引起的肺炎患者通常会出现急性发作（3 ~ 5 天）的症状，包括发热、寒战、胸痛、咳脓痰和呼吸困难。发热、心动过速和（或）低血压可能是脓毒症的预警指标。呼吸急促和动脉血氧饱和度下降提示中度至重度肺炎，在这种情况下，临床医生应强烈考虑患者应住院治疗。

细菌性肺炎患者通常有局灶性实变体征，如啰音和（或）肺部检查时的胸腔积液。在细菌性肺炎患者中，血常规白细胞计数通常升高，可能存在中性粒细胞增多或白细胞核左移。

细菌性肺炎在影像学上可表现出单侧、局灶性、节段性或肺叶实变的特征。肺炎链球菌或嗜血杆菌引起的肺炎通常表现为实变，而空洞更可能提示铜绿假单胞菌或金黄色葡萄球菌。

经验性治疗取决于患者的临床表现，对于具有细菌性肺炎的典型症状并且影像学提示局灶性实变的患者，最初的抗生素治疗方

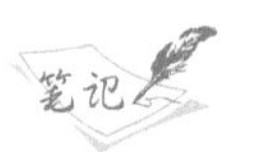

案是针对最常见的社区获得性病原体。HIV 合并社区获得性肺炎（community acquired pneumonia，CAP）的治疗方法与非 HIV 感染者相似。2019 年美国感染病协会和胸科协会联合制定并更新的成人 CAP 指南建议：对于门诊治疗有合并症的患者，首先推荐口服联合用药（阿莫西林克拉维酸钾或头孢菌素＋大环内酯或多西环素），或单用氟喹诺酮类药物治疗；对于无耐甲氧西林金黄色葡萄球菌或铜绿假单胞菌感染危险因素的住院患者，推荐单用注射用氟喹诺酮类药物，或者注射用 β-内酰胺类联合大环内酯类，大环内酯类不推荐单用。在 HIV 感染患者怀疑细菌性肺炎时，临床医生在开始氟喹诺酮类药物治疗前应考虑结核的诊断，因为结核患者最初可能在临床上对氟喹诺酮治疗有反应，这可能导致结核的诊断延迟及出现结核分枝杆菌对喹诺酮类耐药。

本病例有发热、咳嗽、咳痰、呼吸困难症状，末梢血中性粒细胞比例、CRP、PCT 明显升高，胸部 CT 提示双肺多发小斑片影及树丫征，首先考虑细菌性肺炎可能，同时进行相关检查，完成对结核、肺孢子菌肺炎等其他肺部感染的鉴别诊断。细菌性肺炎可能是 HIV 感染的首发表现，可发生在 HIV 感染的任何阶段和任何 $CD4^+T$ 淋巴细胞计数水平，而导致 HIV 感染者持续存在细菌性肺炎风险的危险因素包括烟草、酒精和（或）注射吸毒、慢性病毒性肝炎、慢性阻塞性肺病、恶性肿瘤、肾功能不全、充血性心力衰竭等。此患者长期大量饮酒、吸烟，应对患者进行健康教育。

郜桂菊教授病例点评

细菌性肺炎是常见的 HIV 相关疾病。在 1 年内发生两次或多

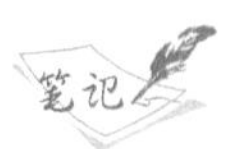

次的复发性肺炎是一种艾滋病定义性疾病。随着 ART 的出现，HIV 感染细菌性肺炎的发病率逐渐下降。在一项研究中，细菌性肺炎的发病率从 ART 引入前的 22.7 次 /100 人年下降到引入 ART 后的 9.1 次 /100 人年。尽管接受了 ART，细菌性肺炎在 HIV 感染者中仍然比非 HIV 感染者更常见。细菌性肺炎可能是潜在 HIV 感染的首发表现，可发生在 HIV 疾病的任何阶段和任何 $CD4^+T$ 淋巴细胞计数水平。

在 HIV 感染者中，肺炎链球菌和嗜血杆菌是 CAP 最常见的病因。细菌性肺炎的临床诊断需要结合相关的临床症状和体征，通过胸片或其他影像学技术进行可证实的浸润来确定。HIV 感染者肺炎的鉴别诊断范围很广，应寻求确诊的微生物学诊断。微生物鉴定可以使临床医生针对特定病原体进行治疗。鉴于 HIV 感染者中结核分枝杆菌的发病率增加，对于患有肺炎的 HIV 感染者，应始终考虑进行结核病的鉴别诊断。PCT 测定被作为区分细菌和病毒呼吸道感染的工具。与细菌性肺炎相关的 PCT 水平高于与病毒性或真菌性肺炎相关水平，但在非细菌性肺部感染中 PCT 水平也可能升高。因此不建议使用 PCT 来指导确定 HIV 感染者的肺炎病因、开始抗菌治疗的时机或治疗持续的时间。痰涂片、痰培养、血培养是微生物鉴定的方法。对于 HIV 感染者 CAP 抗生素治疗的基本原则和非 HIV 感染者是一样的。如果要采集样本进行诊断，最好在抗生素治疗开始前或抗生素开始后 12 ～ 18 小时内采集。抗生素治疗应及时进行，无须等待检测结果。经验性治疗因地理区域及这些地区的常见病原体而异。

对于 HIV 感染者，还必须考虑机会性肺部感染的风险，如肺孢子菌肺炎、肺结核等。在结核病患病率高的地区，对细菌性肺炎和肺结核的经验性治疗可能适用于这两种疾病。由于氟喹诺酮类药物

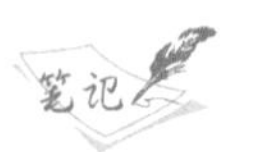

对结核分枝杆菌也有活性，因此对于未同时接受标准四药（利福平、异烟肼、吡嗪酰胺、乙胺丁醇）抗结核治疗的疑似结核病患者应谨慎使用。

【参考文献】

1. 中华医学会感染病学分会艾滋病丙型肝炎学组，中国疾病预防控制中心. 中国艾滋病诊疗指南（2021年版）. 中国艾滋病性病，2021，27（11）：20.
2. Guidelines for the Prevention and Treatment of Opportunistic Infections in Adults and Adolescents with HIV. [2024-02-04]. https://clinicalinfo.hiv.gov/sites/default/files/guidelines/documents/adult-adolescent-oi/guidelines-adult-adolescent-oi.pdf.
3. METLAY J P，WATERER G W，LONG A C，et al. Diagnosis and treatment of adults with community-acquired pneumonia. An official clinical practice guideline of the american thoracic society and infectious diseases society of america. American Journal of Respiratory and Critical Care Medicine，2019，200（7）：e45-e67.

（徐秋华　郜桂菊　整理）

笔记

病例 2 艾滋病合并皮疽诺卡菌肺炎

病历摘要

【基本信息】

男性，45 岁。2021 年 10 月 13 日入院。

主诉：发现 HIV 抗体阳性 8 个月，间断发热 1 月余。

现病史：患者 8 个月前因急性胰腺炎住院，其间发现 HIV 抗体阳性，$CD4^{+}T$ 淋巴细胞计数、确证试验、病毒载量结果不详。1 个多月前无明显诱因出现发热，最高体温超过 38℃，多于下午出现，可自行恢复正常，伴畏寒、乏力，无寒战、盗汗，无咳嗽、咳痰，无胸闷、憋气，就诊于某医院发热急诊，查 WBC $9.72\times10^{9}/L$，NE% 88.9%，RBC $2.30\times10^{9}/L$，HGB 78 g/L，PLT $201\times10^{9}/L$，CRP 64.4 mg/L，胸部 CT 示“双肺气肿，左肺上叶渗出病变，伴多发

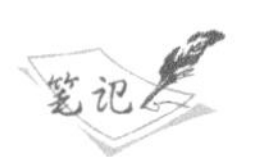

小空洞，左侧局部支气管扩张，右肺下叶外基底段小片影”，诊断为“发热、肺部感染？”，予以对乙酰氨基酚、苹果酸奈诺沙星治疗，患者未服用，当日就诊于某医院，查 HIV-RNA 34 414 copies/mL，$CD4^+T$ 淋巴细胞计数 23 个 /μL，以“艾滋病、肺结核？”收入院，查 WBC 11.52×10^9/L，NE% 93.6%，RBC 2.06×10^9/L，HGB 70 g/L，PLT 189×10^9/L，PCT 0.28 ng/mL，ESR ＞ 140 mm/h，HIV 耐药基因检测阴性，T-SPOT、TB-DNA 阴性，肺泡灌洗液抗酸杆菌、细菌培养阴性，血培养、G 试验、可溶性曲霉菌抗原阴性，予以哌拉西林他唑巴坦 5 g 每日一次静脉滴注及对症支持治疗，患者未再发热，要求出院。出院 5 天后再次出现发热，体温最高超过 38℃，伴咳嗽、咳痰，为灰绿色黏痰，量多，约 30 mL/d，伴畏寒，自行服用退热药物。1 周前开始出现盗汗、乏力，症状逐渐加重，为进一步治疗，门诊以“艾滋病”收入我科。发病以来，神志清，精神差，食欲差，睡眠可，大小便如常，自觉体重减轻，未监测。

流行病学史：有同性性行为史，否认南方旅居史。

既往史：15 年前行胃肠镜检查发现胃溃疡，服用奥美拉唑治疗好转；10 年前曾患急性乙型肝炎，已愈；8 个月前曾患急性胰腺炎，已愈；痔疮 5 年；反复肛脓肿 2 年。

个人史：吸烟 20 年，20 支 / 日，未戒烟；饮酒 5 年，啤酒 5 ～ 6 瓶 / 日，未戒酒。

【体格检查】

体温 36.1℃，脉搏 103 次 / 分，呼吸 21 次 / 分，血压 106/64 mmHg。

营养中等，体形消瘦，慢性病容，平车推入病房，神志清楚，精神正常。双上肢可见陈旧性皮疹，睑结膜苍白，口唇、甲床苍白，口腔黏膜可见白斑，易刮除，双肺叩诊呈清音，双肺呼吸音粗，左

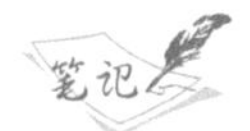

肺可闻及湿啰音，未闻及胸膜摩擦音。心腹查体及神经系统查体未见异常。

【辅助检查】

血气分析（未吸氧）：pH 7.483，$PaCO_2$ 27.20 mmHg，PaO_2 85.30 mmHg，SaO_2 95.90%。

血常规：WBC 10.52 × 10^9/L，NE% 95.20%，RBC 1.71 × 10^{12}/L，HGB 51.0 g/L，PLT 189 × 10^9/L。

肝功能：ALT 33.5 U/L，AST 41.6 U/L，ALB 22.8 g/L，TBIL 12.5 μmol/L，DBIL 9.6 μmol/L。

电解质：K^+ 2.96 mmol/L，Na^+ 119.8 mmol/L，Cl^- 84.0 mmol/L。

ESR 52.00 mm/h，CRP 159.0 mg/L，PCT 0.51 ng/mL。

肾功能、血淀粉酶、脂肪酶正常。

$CD4^+$T 淋巴细胞计数 15 个 /μL，$CD4^+$T 淋巴细胞 /$CD8^+$T 淋巴细胞 0.22；HIV 病毒载量 134 389 copies/mL。

结核抗体阴性，Gene-Xpert 阴性，T-SPOT 阴性。

痰：抗酸染色阴性，细菌、真菌培养阴性；痰培养及药敏：皮疽诺卡菌对美罗培南、亚胺培南、利奈唑胺敏感，头孢曲松耐药，环丙沙星中介。

血：细菌、真菌培养阴性，分枝杆菌培养阴性（42 天）。

骨髓：细胞学检查结果示粒系为主有核细胞量尚可及部分粒系形态改变，建议结合临床除外继发性改变（贫血）；细菌、真菌、分枝杆菌培养阴性。

便：未检出沙门菌及志贺菌，阿米巴原虫阴性，抗酸杆菌阴性，难辨梭菌抗原检测阴性。

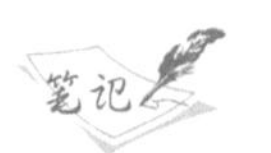

新型隐球菌抗原阴性；G 试验、GM 试验阴性；CMV-IgM、EBV-

IgM、弓形体 IgG 及 IgM 抗体、单纯疱疹病毒Ⅰ-IgG 及 IgM 抗体、单纯疱疹病毒Ⅱ-IgG 及 IgM 抗体均为阴性；肺炎支原体抗体阳性（1 ∶ 40）；EBV-DNA 2.77×10^4 copies/mL，CMV-DNA 阴性。

胸部 CT 平扫（图 2-1）：双肺感染性病变，诺卡菌肺炎？建议结合临床抗感染治疗后复查。右肺散在肺大疱。双侧胸腔积液。心包少量积液。

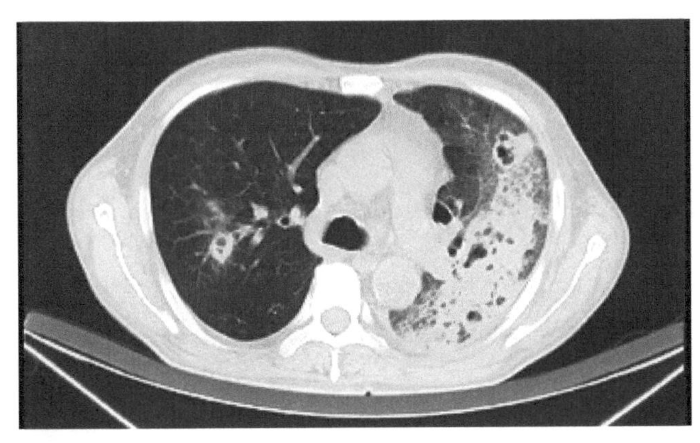

图 2-1　胸部 CT（治疗前）

【诊断】

艾滋病、皮疽诺卡菌肺炎。

【治疗经过】

入院后予以头孢噻肟舒巴坦抗感染治疗仍间断发热，体温最高 38.8℃，监测 PCT 最高升至 6.76 ng/mL，并出现腹泻，复查胸部 CT 示肺部病变较前进展，第 3 天升级为亚胺培南西司他丁 1 g（每 12 小时 1 次）+ 万古霉素 1 g（每 12 小时 1 次）抗感染治疗及对症止泻治疗，PCT、CRP、体温高峰较前逐渐下降，咳嗽、咳痰、腹泻症状开始好转。第 5 天痰培养结果回报示皮疽诺卡菌感染，加用复方磺胺甲噁唑 3 片（每日 3 次）抗感染，停用万古霉素。患者症状持续好转，后出现白细胞、中性粒细胞减少，给予利可君提高白

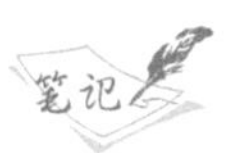

细胞治疗效果不明显，考虑与药物副作用有关，停用复方磺胺甲噁唑，结合药敏试验结果，加予利奈唑胺抗感染治疗，同时启动艾维雷韦 / 考比司他 / 恩曲他滨 / 丙酚替诺福韦（EVG/c/FTC/TAF）ART。第 15 天复查胸部 CT 提示病变较前吸收，患者出院，改为口服阿莫西林克拉维酸钾 + 莫西沙星抗感染治疗。

【随访】

出院 1 个月后复查感染指标较前明显下降，消耗症状改善，HGB、ALB 恢复至正常水平，胸部 CT 示两肺感染病变较前好转（图 2-2）。3 个月后复查 $CD4^+T$ 淋巴细胞已升至 274 个 /μL，HIV-RNA 68 copies/mL。

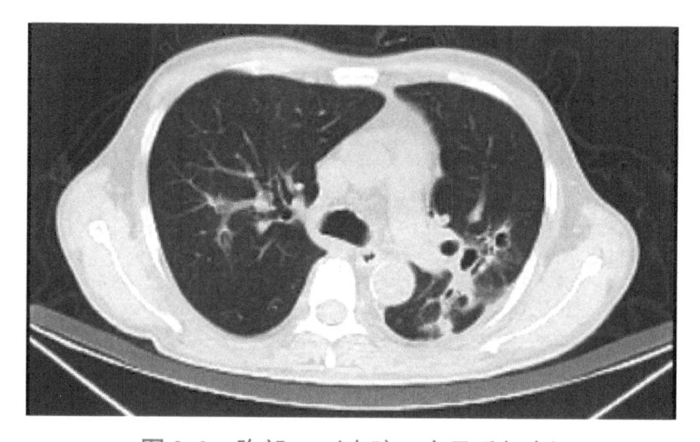

图 2-2 胸部 CT（出院 1 个月后复查）

病例分析

患者诊断肺部感染后，应用抗生素治疗症状有所好转，考虑存在细菌性肺炎，但未规律治疗，病情逐渐加重。存在结核中毒症状，胸部 CT 可见斑片及空洞表现，肺结核、肺非结核分枝杆菌病、肺部真菌感染均不能除外。入院后积极抗感染，留取血液、痰液、骨髓、

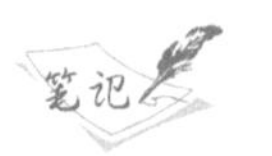

粪便等各种标本（因患者体弱，无法耐受并拒绝支气管镜检查，未能留取肺泡灌洗液标本），筛查病原，及时复查影像学，在明确病原后，结合药敏结果，积极对症抗感染治疗，症状逐渐好转，并适时启动 ART。

诺卡菌属于放线菌目，为革兰氏阳性需氧菌，具有弱抗酸性，分型众多，其中 54 种已被确认为具有临床意义，广泛存在于泥土、空气、腐败植物和其他有机物中，是机会致病菌，多发生于免疫功能低下者，如 HIV 感染、恶性肿瘤、器官移植、使用糖皮质激素和免疫抑制剂、慢性结构性肺病等。

诺卡菌引起的感染 70% ～ 80% 初发部位为肺，主要是吸入诺卡菌而引起，之后可经血行播散致全身脏器感染，常合并有脑脓肿、皮肤软组织脓肿等。HIV 感染者，尤其是晚期患者为诺卡菌肺炎的高发人群，随着机体免疫功能低下、$CD4^{+}T$ 淋巴细胞水平减低，更易合并诺卡菌感染，应引起临床高度重视。

肺诺卡菌病的临床表现及影像学缺乏特异性，常被误诊、漏诊或延迟诊断，造成较高的死亡率。呼吸道症状包括咳嗽、咳痰、呼吸困难、胸痛、胸闷、咯血等。全身症状可表现为发热、乏力、消瘦等。咳嗽、咳痰和发热是最常见的症状。肺部体征主要表现为湿啰音。发生播散性感染时，可出现累及器官相应的临床表现。无论是局限性感染或播散性感染，临床表现均缺乏特异性。胸部 CT 表现包括实变、片状渗出、结节或肿块、空洞、胸腔积液等，其中实变、肿块或结节影为最常见表现。1/3 的患者有肺空洞，多在 2 周内出现。纵隔和肺门淋巴结肿大不是肺诺卡菌病的常见特征，区别于结核病。

肺诺卡菌病的诊断以痰培养最常见，阳性率可达 90% 左右，对不能咳痰或痰培养阴性的患者，可以考虑支气管镜检查、胸腔穿

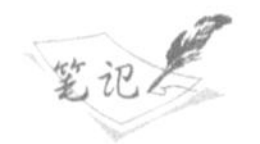

刺术和（或）经纤维支气管镜肺活检等有创检查，可使阳性率达100%。血培养阳性率低。直接镜检能快速获得结果，缩短确诊所需时长，缺点是阳性率低，与检验人员经验欠缺有关。

诺卡菌对复方磺胺甲噁唑、利奈唑胺、亚胺培南、阿米卡星敏感性高，对头孢曲松、妥布霉素、环丙沙星、阿莫西林克拉维酸钾、克拉霉素、多西环素和头孢吡肟存在不同程度的耐药。其中，磺胺类药物是肺诺卡菌病经验性治疗的首选药物，该药物具有较高的血药浓度和良好的组织渗透性，能透过血脑屏障进入中枢神经系统。肺诺卡菌病的治疗周期长，根据疾病的部位、严重程度、患者自身免疫力的强弱来选择疗程，通常为3～6个月。对于肺部或播散性疾病，经验性治疗应包括2～3种药物。免疫抑制者至少需2种药物联合治疗1年。在停用抗生素治疗后仍需密切监测1年（包括影像学和实验室检查），监测疾病有无复发。

杨涤教授病例点评

诺卡菌病是一种机会性感染性疾病，但在HIV感染者中也并不常见。多表现为诺卡菌肺炎，亦可导致脑脓肿，如不及早治疗，病死率较高。诺卡菌肺炎因其非特异性的临床及影像学表现，如果没有病原学证据，常被误诊为普通细菌性肺炎、真菌性肺炎、结核及非结核分枝杆菌病等。磺胺是治疗诺卡菌的首选药物，利奈唑胺是替代方案，当需要联合治疗时，配套药物包括第三代头孢菌素、阿米卡星和亚胺培南。此患者在入院后，在病原菌未明确时使用了头孢噻肟舒巴坦，虽不是首选方案，但是也取得了一定的临床效果。后通过痰培养很快明确了病原菌并口服磺胺进行治疗，但随后出现

了磺胺相关副作用，改为替代方案的利奈唑胺，获得了良好的预后。因此，对于肺部感染，应尽可能反复留取痰及肺泡灌洗液标本进行涂片、培养，必要时行基因测序以求尽快明确诊断。

【参考文献】

1. 李虎金，马小艳，孙继云，等 . HIV 患者合并诺卡菌肺炎的实验室检查特点及药敏结果分析 . 北京医学，2021，43（3）：235-238.
2. MARGALIT I，LEBEAUX D，TISHLER O，et al. How do I manage nocardiosis? Clin Microbiol Infect，2021，27（4）：550-558.
3. WILLIAMS E，JENNEY A W，SPELMAN D W. Nocardia bacteremia：a single-center retrospective review and a systematic review of the literature. Int J Infect Dis，2020，92：197-207.
4. 高佳男，张梦，常静侠 . 诺卡菌病 34 例临床分析 . 中国感染与化疗杂志，2022，22（3）：301-306.

（王飒　整理）

病例 3
艾滋病合并粟粒性肺结核

病历摘要

【基本信息】

女性，23 岁。2020 年 2 月 27 日入院。

主诉：左颈部肿物半年，HIV 抗体初筛阳性 1 天。

现病史：患者半年前无明显诱因出现左侧颈部肿块，于当地医院按感染进行抗感染治疗（具体不详），肿块有所减小，但之后再次出现肿大，并出现间断发热，体温最高 39℃。3 个月前于某医院就诊行肿块穿刺术，病理考虑“炎症”未经特殊诊治。此后肿块反复肿大，并伴有化脓及破溃，同时出现咳嗽、咳痰，呈黄浓痰或白色泡沫样痰，伴有间断发热及畏寒、寒战，体温最高 39℃，口服退热药物体温可降至正常，伴乏力及周身不适，无胸闷、盗汗、咯血、

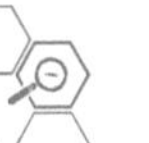

腹痛、腹泻等症状。10 天前先后就诊于两家外院，并于 1 天前发现 HIV 抗体初筛阳性，现为进一步诊疗来我院。患者自发病以来，神志清楚，精神弱，进食少，大小便正常。体重近半年下降 10 kg。

既往史：既往体健。

流行病学史：否认高危性行为史。

个人史：否认吸烟史，否认饮酒史，已婚，已育。

【体格检查】

体温 39℃，脉搏 120 次 / 分，呼吸 19 次 / 分，血压 120/77 mmHg。

神志清楚，精神差，左颈部触及数个肿大淋巴结，最大 7 cm × 6 cm，质软，有波动感，触痛阳性，其余部位未触及淋巴结肿大。睑结膜苍白，颈软，双肺呼吸音粗，未闻及干湿啰音及胸膜摩擦音。心率 110 次 / 分，心律齐，腹软，无压痛、反跳痛，Murphy 征阴性，肝胆脾未触及，移动性浊音阴性，双下肢不肿。

【辅助检查】

血常规：WBC 5.42×10^9/L，NE 5.07×10^9/L，HGB 49.0 g/L，RBC 1.88×10^{12}/L，MCV 93.10 fL，MCH 26.10 pg，MCHC 280.0 g/L，PLT 110.0×10^9/L。

铁蛋白＞ 1500.00 ng/mL。网织红细胞百分比：1.530%。

肝功能：ALT 48.2 U/L，AST 34.4 U/L，TBIL 20.9 μmol/L，DBIL 15.3 μmol/L，ALB 24.3 g/L，LDH 317.5 U/L，GGT 95.5 U/L，ALP 101.3 U/L。

电解质及肾功能：K^+ 2.94 mmol/L，Na^+ 135.7 mmol/L，CREA 38.0 μmol/L，eGFR 143.4 mL/（min · 1.73 m^2）。

ESR 61.0 mm/h，CRP 160.5 mg/L，PCT 44.52 ng/mL。

乙肝五项、丙肝病毒抗体、梅毒未见异常。

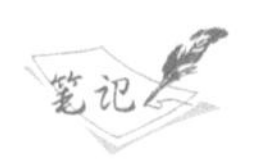

$CD4^+$T 淋巴细胞计数 4 个 /μL，$CD4^+$T 淋巴细胞 /$CD8^+$T 淋巴细胞 0.03。HIV-RNA 370 536 copies/mL。

颈部肿块脓液抗酸染色见到抗酸杆菌，痰抗酸染色示抗酸杆菌阳性（++）。痰涂片：革兰氏阳性球菌 60%，革兰氏阳性杆菌 10%，革兰氏阴性球菌 20%，革兰氏阴性杆菌 10%；B 级（适合做痰培养），未见真菌。痰液及脓液结核分枝杆菌复合群及利福平耐药基因检测：①结核分枝杆菌复合群阳性（+）；②利福平耐药基因检测阴性。

结核感染 T 细胞检测：混合淋巴细胞培养 + γ - 干扰素释放试验 A1 SFCs/2.5×10^5 PBMC，混合淋巴细胞培养 + γ - 干扰素释放试验 B 50 SFCs/2.5×10^5 PBMC。

胸部 CT 平扫（图 3-1）：双肺多发结节及右肺下叶实变影伴少许渗出，考虑结核可能性大，建议结合临床进一步检查。双侧胸腔少量积液。纵隔多发肿大淋巴结，部分淋巴结含气。多发骨结核伴周围脓肿形成可能性大。颈部淋巴结肿大，腹腔及肝门区多发结节影。建议结合临床及相关检查。

胸椎 CT 平扫（图 3-2）：T_3、T_4、T_9、T_{10} 椎体边缘骨质虫蚀样改变，L_1 椎体内高密度结节，后缘局部骨质虫蚀样破坏；T_3 ～ T_4 椎体左侧、T_9 ～ T_{10} 椎体周边可见软组织密度影，扫描层面纵隔内多发肿大淋巴结，两肺多发斑片实变影。结合病史，胸、腰椎多发椎体骨质破坏，考虑结核感染，伴相应节段性椎旁脓肿形成，两肺继发结核；纵隔淋巴结结核。

腰椎 CT 平扫（图 3-3）：L_1 ～ S_1 多发骨质破坏，L_2 ～ S_2 左侧椎旁及腰大肌可见长条状低密度影，骶尾椎前可见低密度影。结合病史，腰、骶椎多发椎体骨质破坏，考虑结核感染，伴左侧椎旁、腰大肌及骶尾椎前脓肿形成。

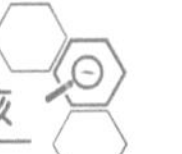

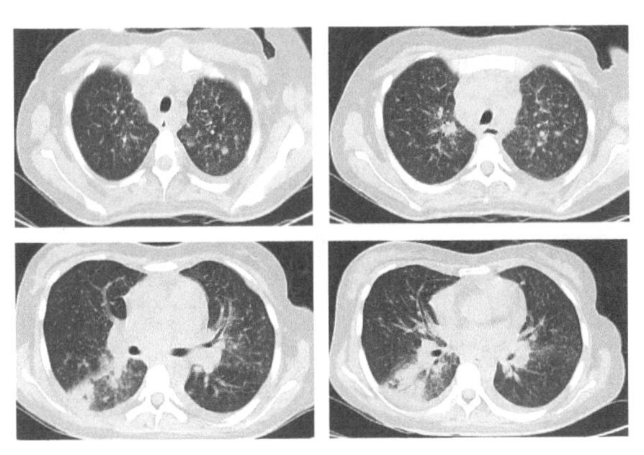

图 3-1 胸部 CT 平扫

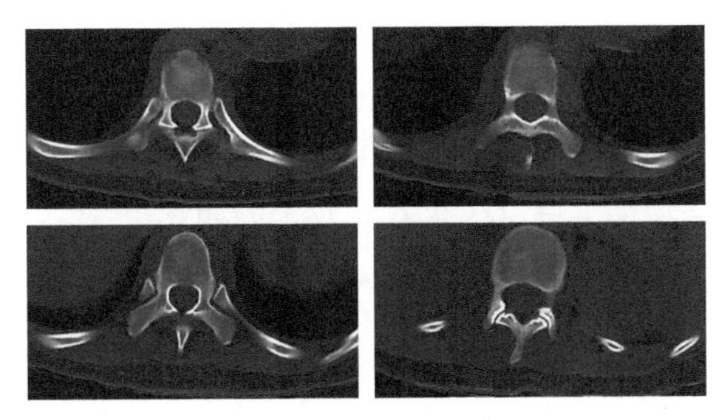

图 3-2 胸椎 CT 平扫

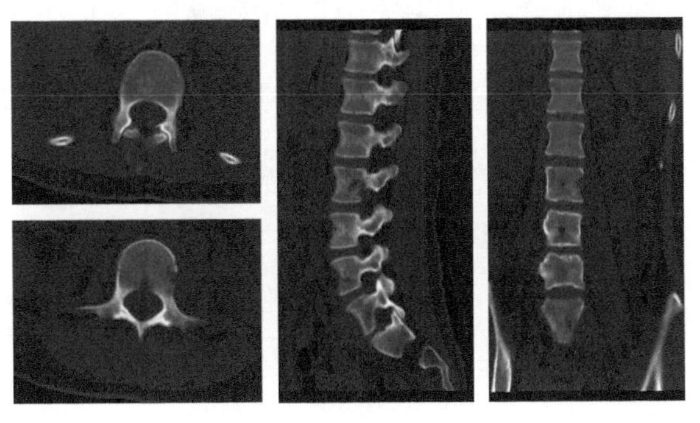

图 3-3 腰椎 CT 平扫

【诊断】

肺结核、淋巴结结核、骨结核、艾滋病。

【治疗经过】

患者艾滋病、结核病诊断明确，入院给予异烟肼 0.3 g 每日一

次口服 + 利福平 0.6 g 每日一次口服 + 吡嗪酰胺 0.5 g 每日三次口服 + 乙胺丁醇 0.75 g 每日一次口服抗结核治疗。抗结核治疗 2 周后患者仍有发热，进一步完善胸椎及腰椎 CT 考虑多发骨结核。请骨科会诊考虑多发骨结核诊断明确，结合影像学检查结果暂未发现手术指征（如巨大脓肿、骨质破坏压迫脊髓等），继续抗结核治疗（6HREZ/18HRE）（异烟肼加量为 0.6 g，每日一次），可适当加用喹诺酮类 3 ～ 6 个月，并定期复查胸腹盆部 CT 观察骨病灶修复情况。结合骨科会诊意见，加用莫西沙星 0.4 g 每日一次口服加强抗结核治疗，同时调整异烟肼为 0.6 g 每日一次口服。患者体温逐渐恢复，咳嗽、咳痰症状减轻，经上级医生评估病情后启动抗病毒治疗，方案为替诺福韦 + 拉米夫定 + 依非韦伦（TDF+3TC+EFV）。患者体温降至正常，精神、食欲好转，咳嗽、咳痰症状明显好转，复查血常规较前好转，炎性指标下降。病情好转出院。

【随访】

出院后继续规律抗结核治疗及抗病毒治疗，半年后复查 HIV-RNA ＜ 40 copies/mL，$CD4^{+}T$ 淋巴细胞计数 144 个 /μL，复查胸部 CT 及胸椎、腰椎 CT 提示病灶较前吸收。

病例分析

结核病是全球十大死亡原因之一，我国是全球结核病高负担国家之一。结核病是 HIV/AIDS 患者常见的机会性感染之一和疾病进展的重要影响因素，也是 HIV/AIDS 患者死亡的主要原因之一。艾滋病合并结核病表现为多部位或全身播散型结核、肺外结核高发。在 HIV/ 结核分枝杆菌（mycobacterium tuberculosis，MTB）合并感染

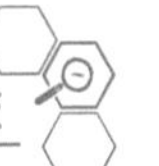

者中，HIV 与 MTB 相互促进各自疾病进展，往往表现出更高的 HIV 载量、更大的病毒储存库、更为明显的异常免疫激活，以及更多见的播散型结核病。

HIV/AIDS 患者结核病的诊断需要结合临床表现、辅助检查、影像学与病理检查结果来进行综合判断，同时要注意患者的免疫功能状态。随着免疫抑制程度的加重，肺外结核或播散型结核病发生率增加。快速分子检测技术如 Xpert MTB/RIF 已被推荐用于疑似结核病的初始诊断检测上，同时还可以检测利福平耐药基因，为治疗方案的制定提供帮助。HIV/AIDS 患者肺外结核多见，淋巴结受累常见，淋巴结穿刺病理检查及涂片、培养有较高的诊断价值，同时要尽早留取相应标本进行检测，从而早诊断、早治疗。

在治疗方面，原则上 HIV/AIDS 患者结核病的治疗与单纯结核病患者相同，但需注意抗结核药物和抗病毒药物间的相互作用。对于高度怀疑结核病的 HIV/AIDS 患者，可在相关标本采集送检后尽快开始抗结核治疗，初始治疗方案中应该包含异烟肼、利福平（或利福布汀）、乙胺丁醇和吡嗪酰胺 4 种药物，对于敏感肺结核治疗的标准疗程为 6 个月，而对于播散型肺外结核，抗结核治疗的疗程应延长至 9 个月。对于 ART 的时机，推荐在抗结核治疗后 2 周内尽早启动 ART。

随访方面，HIV/AIDS 患者合并结核病的随访和观察应该更加密切，每月针对患者服用抗结核药物及抗病毒药物的耐受性、依从性、疗效、不良反应进行评价。

杨涤教授病例点评

艾滋病期的患者因严重的免疫缺陷易出现结核的播散、肺外结

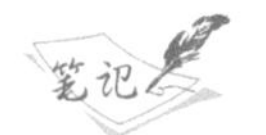

核及结核的不典型表现。此病例以颈部包块为首发症状，并无明显的呼吸道症状及骨质破坏相关的症状，在完善检查后发现除淋巴结结核外，还同时存在肺结核、腰骶椎多发骨结核及椎旁脓肿和腰大肌结核脓肿，因此对于艾滋病期的患者，如考虑合并结核，应尽量完善各个部位的影像学及病原学检查，尤其是合并血行播散型肺结核的患者，还应完善腰椎穿刺，防止漏诊。颈部包块是艾滋病患者比较多见的体征，诊断上需鉴别普通炎症、分枝杆菌感染（结核分枝杆菌、非结核分枝杆菌）、真菌感染（马尔尼菲篮状菌病、隐球菌感染）和肿瘤（淋巴瘤、卡波西肉瘤、转移瘤）等，但是均需要病理结果支持。如果首诊科室为非艾滋病科，建议在进行病理检查的同时，筛查 HIV，防止漏诊或延误诊断。

【参考文献】

1. 刘爱梅 . 440 例艾滋病合并结核病临床感染状况的分析 . 中国医科大学学报，2010，39（1）：34-36.
2. 罗一婷，翁榕星，周芳，等 . 2019 WHO 全球结核报告：全球与中国关键数据分析 . 新发传染病电子杂志，2020，5（1）：47-50.
3. 中国性病艾滋病防治协会 HIV 合并结核病专业委员会 . 人类免疫缺陷病毒感染 / 艾滋病合并结核分枝杆菌感染诊治专家共识 . 新发传染病电子杂志，2022，7（1）：73-87.
4. World Health Organization. Consolidated guidelines on HIV prevention，testing，treatment，service delivery and monitoring：recommendations for a public health approach. Geneva：World Health Organization，2021.（2021-07-16）[2021-11-05]. https://www.who.int/publications/i/item/9789240031593.

（段毓姣　整理）

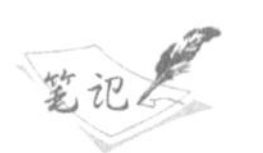

病例 4 艾滋病合并中枢神经系统诺卡菌感染

病历摘要

【基本信息】

男性，26 岁。2020 年 4 月 10 日入院。

主诉：发现 HIV 抗体阳性 6 年，间断发热 6 个月，头痛 1 个月。

现病史：6 年前在外院查 HIV 抗体阳性，确证试验阳性，当时 $CD4^{+}T$ 淋巴细胞计数 500 个 /μL 左右。4 年前自行在泰国购买抗病毒药物服用（具体不详），两年半前自行停药。6 个月前出现发热伴咳嗽，就诊于某医院急诊，输注亚胺培南西司他丁 8 天后缓解，之后到诊所就诊，间断服用中药维持治疗。1 个月前出现头痛、恶心、呕吐，伴左上肢无力。15 天前就诊于某医院，头颅 CT 提示颅内多发囊性占位，转诊至另一医院行头颅核磁检查提示多

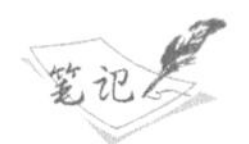

发脑脓肿。11 天前患者出现意识丧失、肢体痉挛、牙关紧闭、双眼凝视，症状持续约 5 分钟，后缓解，家属将其送至某急救中心，在 ICU 抢救治疗 10 天，2 天前转至我院急诊，胸部 CT 提示双肺感染性病变，继发性肺结核可能性大，纵隔及右肺门淋巴结结核可能性大。头颅 CT 提示颅内多发异常密度，考虑为感染性病变，脓肿不除外。给予头孢曲松钠抗感染，甘露醇脱水降颅压，为进一步诊治收住院。

流行病学史：有同性性行为史。

既往史、个人史：无特殊。

【体格检查】

体温 39 ℃，脉搏 140 次 / 分，呼吸 25 次 / 分，血压 120/80 mmHg。

神志清楚，周身未见皮疹，双侧颈部可触及数个直径 2 ～ 3 mm 淋巴结，活动可，无触痛。双侧瞳孔等大等圆，直径 3 mm，双侧瞳孔对光反射灵敏，口周可见疱疹，口腔黏膜可见大量白斑。颈部强直，双肺叩诊呈清音，双肺呼吸音粗，双肺可闻及散在湿啰音，未闻及胸膜摩擦音。心率 140 次 / 分，律齐，各瓣膜听诊区未闻及病理性杂音。腹部平坦，腹部轻度按压痛，无反跳痛及肌紧张，腹部未触及包块，肝、脾未触及，移动性浊音阴性。双下肢无水肿，左侧肢体肌力Ⅰ级，右侧肢体肌力Ⅳ级，肌张力正常。左侧膝腱反射、跟腱反射未引出，右侧膝腱反射、跟腱反射正常，双侧 Babinski 征阴性，踝阵挛阴性，扑翼样震颤阴性，Kernig 征阳性，Brudzinski 征阳性。

【辅助检查】

血 常 规：WBC 8.68×10^9/L，NE% 85.80%，LY% 2.30%，HGB 104.0 g/L，PLT 260.0×10^9/L。

肝功能：ALT 8.5 U/L，TP 63.2 g/L，ALB 28.3 g/L，AST 23.3 U/L，LDH 160.0 U/L，GGT 22.5 U/L，ALP 96.3 U/L。

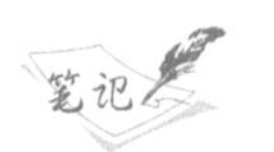

电解质 + 肾功能：Na^+ 129.7 mmol/L，Cl^- 92.0 mmol/L，UREA 1.74 mmol/L，CREA 42.1 μmol/L，K^+4.31 mmol/L。

$CD4^+$ T 淋巴细胞 4 个 /μL。*HLA-B*5701* 基因：(–)。血 HIV-RNA：92 504 copies/mL。

HIV 耐药基因检测：蛋白酶类抑制剂（protease inhibitor，PI），核苷类反转录酶抑制剂（nucleoside reverse transcriptase inhibitor，NRTI），非核苷类反转录酶抑制剂（non nucleoside reverse transcriptase inhibitor，NNRTI），整合酶抑制剂（integrase strand transfer inhibitor，INSTI），对以上均敏感。

痰涂片：未见细菌，未见真菌。

CRP 38.3 mg/L。PCT 1.04 ng/mL。ESR 76.0 mm/h。结核抗体阴性。真菌 D- 葡聚糖 149.0 pg/mL。弓形体组合 TOX-IgM 阴性，TOX-IgG 阴性。EB-IgM 阴性。CMV-IgM 阴性。新型隐球菌抗原阴性。

乙肝五项：HBsAg ＞ 250.00 IU/mL，HBeAg 1261.93 S/CO，AntiHBc 4.72 S/CO。丙肝抗体：AntiHCV 0.04 S/CO。HBV-DNA 5.77×10^8 U/mL。

痰：Gene-Xpert 阴性。叶酸 1.28 ng/mL，铁蛋白 1420.20 ng/mL。甲状腺抗体组合：AntiTg 469.33 IU/mL，AntiTPO：13.12 IU/mL。甲状腺功能正常。

胸部 CT：双肺感染性病变，多发空洞形成。右肺门淋巴结坏死，4 区淋巴结含气。

肺泡灌洗液巨细胞病毒（cytomegalovirus，CMV）阳性，其他无阳性发现。

头颅增强 MRI（图 4-1）：右侧大脑半球及左侧额叶（皮髓质交界区）多发异常信号影，考虑为感染性病变，脑脓肿可能性大，伴

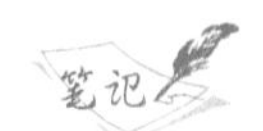

中线结构略向左侧移位。

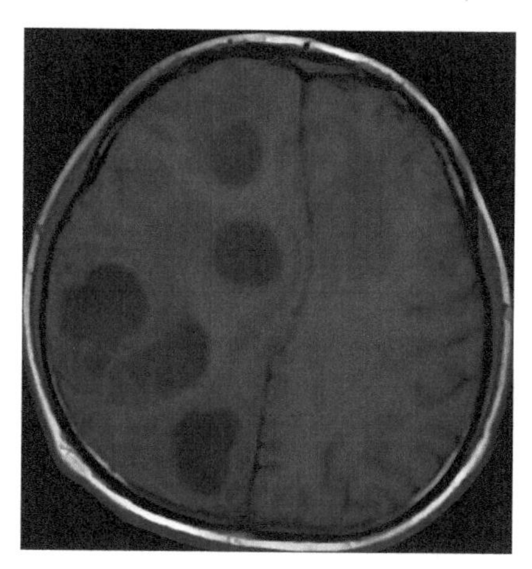

图 4-1 头颅增强 MRI（治疗前）

右侧颅内占位部分活检组织核酸高通量测序：检出诺卡菌属（奶牛乳房炎性诺卡菌、巴西诺卡菌）。

病理:（颅内占位）脑组织中可见混合炎细胞浸润及大量坏死，周围大量组织细胞增生，并见肉芽肿样结构形成，符合感染性改变；形态学不能完全排除结核，建议进一步检查。特殊染色结果：PAS（–），六胺银染色（–），抗酸染色（–），革兰氏染色（–）；结核荧光定量 PCR（–）；分枝杆菌菌种鉴定基因检测（–）。

颅内脓肿脓液培养：诺卡菌属。

【诊断】

艾滋病、诺卡菌脑脓肿、诺卡菌肺炎可能性大、慢性乙型病毒性肝炎。

【治疗经过】

给予亚胺培南西司他丁 0.5 g 每 6 小时 1 次、复方磺胺甲噁唑 3 片每日 3 次及阿米卡星 0.4 g 每 12 小时 1 次联合抗诺卡菌感染治疗，替比夫定抗 HBV 治疗。患者头痛逐渐缓解，体温恢复正常，左侧肢

体肌力逐渐恢复正常。可适当下床活动。5 月 29 日开始启动 ART，方案为多替阿巴拉米片（ABC/3TC/DTG）+ 替诺福韦联合抗 HBV/HIV，建议患者择期改为恩曲他滨 / 丙酚替诺福韦片（TAF/FTC）+ 多替拉韦（DTG）或替诺福韦（TDF）+ 拉米夫定（3TC）+ 多替拉韦（DTG）组合。

6 月 18 日患者病情好转出院，出院后嘱患者继续口服复方磺胺甲噁唑 3 片每日 3 次。

【随访】

6 月 19 日更换 ART 为替诺福韦 / 恩曲他滨 + 多替拉韦（TDF/FTC+DTG）。

2021 年 4 月 21 日 $CD4^+$T 淋巴细胞计数 110 个 /μL，复查头颅增强 MRI 示颅内病变吸收（图 4-2）。嘱其将复方磺胺甲噁唑改为口服 1 片每日 1 次预防肺孢子菌肺炎。

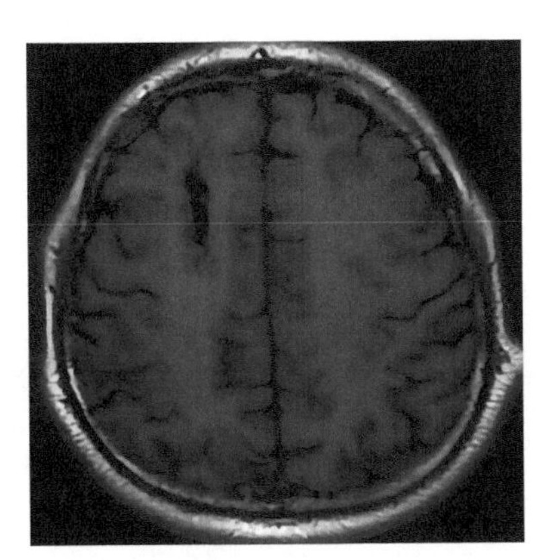

图 4-2　头颅增强 MRI（治疗 1 年后）

病例分析

诺卡菌的分类：诺卡菌属放线菌目。1888 年 Edmond Nocard 首

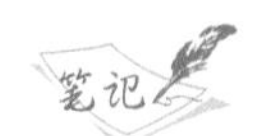

先报道了一种造成牛多发软组织脓肿形成窦道的疾病，这是世界上最早报道的一例诺卡菌病。

（1）诺卡菌的生物学特点：①革兰氏染色阳性，无芽孢和鞭毛。菌体呈多向的分枝丝状，直径 0.5 ～ 1.2 μm。②改良抗酸染色为弱阳性（1% 硫酸水溶液），呈不均匀性，易被脱色呈阴性。标准抗酸染色（3% 盐酸）阴性，此点能与结核分枝杆菌区别。③痰标本直接涂片革兰氏染色可见典型的分枝菌丝，菌丝成 90° 分枝角。培养特性：专性需氧，在普通培养或沙保培养基上，22℃或 37℃条件下均可生长。繁殖速度较慢，一般需 5 ～ 7 天方可见到菌落。培养时间最少要 1 周，多的需要 4 ～ 6 周。

（2）诺卡菌的致病性：诺卡菌在自然界分布广泛，多为腐生寄生菌。不属于人体的正常菌群。分型有 50 余种，对人类致病的主要有星形诺卡菌、巴西诺卡菌、鼻疽诺卡菌、豚鼠诺卡菌和南非诺卡菌。星形诺卡菌致病力最强，在我国最为常见，可引起局灶性或播散性感染。

（3）感染途径：主要通过呼吸道吸入或创口侵入机体。80% 的诺卡菌感染者为免疫功能低下者。

（4）主要病理改变：化脓性肉芽肿伴大量中性粒细胞、浆细胞、组织细胞浸润，组织坏死并形成脓肿，且趋于融合。在脓肿内可发现菌丝。

（5）临床表现：①肺诺卡菌病（90%）：通过吸入或创口播散至肺部，引发化脓性肺部感染，产生类似肺结核症状。②播散性：经肺部病灶或经皮肤创伤感染，扩散到其他脏器，如引起脑脓肿、骨脓肿、肝脓肿、腹膜炎等。③局部皮肤感染：皮肤诺卡菌病的临床表现多样，有呈链状排列的皮下结节、皮下脓肿，也有成片皮疹、

水疱，严重者有皮肤坏疽。

（6）诊断：因临床表现无特异性，诊断标准为病原学检查。在显微镜下见到革兰氏阳性杆菌呈分枝状或革兰氏染色不均匀的丝状菌时需高度怀疑诺卡菌。细菌鉴定与培养：从痰液、肺泡灌洗液、脓液、胸腔积液等样本中培养分离出诺卡菌。而诺卡菌生长缓慢，易漏诊及误诊。随着分子诊断的发展，如 *16S rRNA*、*hsp65* 等基因扩增和测序手段的出现，使诺卡菌的鉴定更加容易和准确。

（7）治疗：经验性使用抗生素方案，对中枢神经系统感染患者采用甲氧苄啶－磺胺甲噁唑（甲氧苄啶每日 15 mg/kg，分 3 次或 4 次静脉或口服给药）+ 亚胺培南（静脉给药，一次 500 mg，每 6 小时 1 次）。对于中枢神经系统疾病伴多器官感染的患者，倾向于在上述方案的基础上加用阿米卡星（静脉给药，一次 7.5 mg/kg，每 6 小时 1 次）。若患者有中枢神经系统和（或）多器官感染，尤其是伴免疫功能受损者，建议在静脉治疗至少 6 周后且有明确的临床改善证据时，改为口服联合治疗（根据药敏试验结果选用 2 种药物）。改为口服治疗后应密切监测患者，以确保持续临床有效。

结合该病例特点，患者青年男性，$CD4^{+}T$ 淋巴细胞计数仅 4 个 /μL，艾滋病晚期，细胞免疫缺陷状态。颅内多发病变高通量测序提示诺卡菌感染，一元论解释肺部病变考虑诺卡菌肺炎可能性大。

郜桂菊教授病例点评

诺卡菌病是由诺卡菌属引起的局限性或播散性、亚急性或慢性化脓性疾病，是免疫受损患者机会性感染的主要原因之一，肺是主要受累器官，可经血流播散至全身，脑组织常受累。在晚期艾滋病

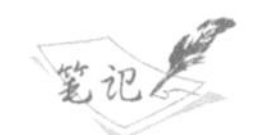

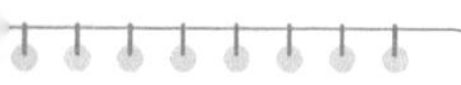
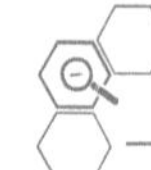

和 $CD4^+T$ 淋巴细胞计数较低的患者中，星状诺卡菌是感染原因之一，广泛应用复方磺胺甲噁唑预防 PCP 可能会降低诺卡菌感染的发病率，其临床表现与其他细菌感染难以区分，胸部影像学表现与肺结核表现类似。可以通过痰液、肺泡灌洗液、脓液、胸腔积液等标本培养分离诺卡菌，而该菌生长缓慢，易漏诊或误诊，有条件的情况下可以进行分子诊断，有利于提高诊断准确性。如果出现全身多发脓肿，肺部感染影像学上表现为近胸膜的结节或团块状密度增高影，PCT 不高，应考虑诺卡菌感染。确诊依赖于细菌学培养，早期诊断及合理用药是诺卡菌病治疗的关键。治疗首选磺胺类药物，但近年来磺胺类药物的耐药率有增加趋势，目前研究证实，阿米卡星及亚胺培南的临床疗效优于复方磺胺甲噁唑，可针对各种诺卡菌。目前多主张联合用药，尤其是病情危重及免疫抑制状态的患者，建议早期使用强效抗生素。

【参考文献】

1. 中华医学会感染病学分会艾滋病丙型肝炎学组，中国疾病预防控制中心 . 中国艾滋病诊疗指南（2021 年版）. 中国艾滋病性病，2021，27（11）：20.
2. KIM Y K，SUNG H，JUNG J，et al. Impact of immune status on the clinical characteristics and treatment outcomes of nocardiosis. Diagnostic Microbiology and Infectious Disease，2016，85（4）：482-487.
3. 桑福德 . 桑福德抗微生物治疗指南 . 北京：中国协和医科大学出版社，2020.
4. 郭锦洲，许书添，姜玲，等 . 肾病综合征患者合并播散性诺卡菌感染的临床特征 . 肾脏病与透析肾移植杂志，2016，25（3）：245-250.

（徐秋华　整理）

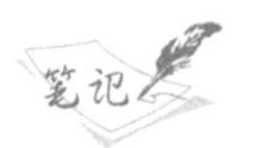

病例 5 艾滋病合并沙门菌脓毒症

病历摘要

【基本信息】

男性，24 岁，2020 年 9 月 24 日入院。

主诉：发现 HIV 抗体阳性 4 年余，间断发热 1 年余。

现病史：患者 4 年余前查 HIV 抗体阳性，未治疗。1 年余前患者无明显诱因出现发热、自诉为低热（未测体温），伴咳嗽、咳痰，无明显胸闷、气短，无痰中带血。8 个月前患者自觉乏力，纳差，活动后心悸、气短，上述症状进行性加重。2 个月前患者自觉极度乏力，我院查 WBC 3.43×10^9/L，NE% 91.00%，PLT 25.00×10^9/L，HGB 39.00 g/L，$CD4^+T$ 淋巴细胞计数 5 个 /μL，TRUST 1 ∶ 32，TPPA 阳性。给予输注红细胞，诊断肠结核，给予异烟肼、利福平、乙胺丁

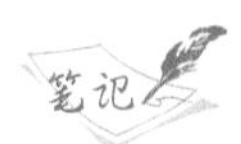

醇、吡嗪酰胺、莫西沙星抗结核治疗。眼科会诊考虑双眼巨细胞视网膜炎，给予膦甲酸钠治疗；超声心动图：心包积液（少－中量），考虑结核性心包炎，8 月 5 日加用泼尼松 20 mg 每日一次，患者仍持续发热，加用伊曲康唑抗真菌治疗，患者体温逐渐正常。8 月 24 日开始替诺福韦＋拉米夫定＋依非韦伦（TDF+3TC+EFV）抗病毒治疗，未再进行抗结核等治疗。4 天前无明显诱因再次发热，体温最高 40℃，畏寒、寒战，腹泻，黄稀便，2～3 次 / 日。

流行病学史：同性性行为史 6 年，否认静脉吸毒史，否认输血史。

既往史：平素健康状况一般，否认高血压、冠心病、糖尿病病史，否认其他传染病病史，否认食物、药物过敏史，否认手术、外伤史。

个人史：无地方病疫区居住史，无传染病疫区生活史，无冶游史，吸烟史 6 年，平均每日 10 支，否认饮酒史，未婚未育。

【体格检查】

体温 37.4 ℃，脉搏 108 次 / 分，呼吸 22 次 / 分，血压 106/69 mmHg。

患者营养不良，体形消瘦，贫血面容，神志清楚，精神萎靡，周身未见皮疹，全身浅表淋巴结未触及异常肿大。口腔可见白斑。双肺呼吸音粗，未闻及干湿啰音及胸膜摩擦音。心界不大，心率 108 次 / 分，心律齐，腹部饱满，腹肌紧张有揉面感，未触及液波震颤，全腹无压痛及反跳痛，腹部未触及包块，肝脾触诊不满意，双下肢无水肿。

【辅助检查】

血常规：WBC 2.19×10^9/L，NE% 69.90%，NE 1.53×10^9/L，RBC 2.04×10^{12}/L，HGB 58.00 g/L，PLT 150.00×10^9/L。肝功能：

ALT 60.4 U/L，AST 163.3 U/L，TBIL 3.6 μmol/L，DBIL 2.0 μmol/L，TP 72.9 g/L，ALB 22.7 g/L，GLO 50.2 g/L，A/G 0.5，CHE 1463 U/L。肾功能：UREA 4.24 mmol/L，CREA 49.4 μmol/L，eGFR 147.5 mL/（min · 1.73 m^2）。

CRP 107.0 mg/L，PCT 3.67 ng/mL。血培养见沙门菌。大便常规见抗酸杆菌。

梅毒：TRUST 阳性反应（1∶32），TPPA 阳性反应。CMV-DNA 7.16×10^3 copies/mL。

$CD4^+T$ 淋巴细胞计数 9 个 /μL，HIV-RNA 3233 copies/mL。

腹部超声：肝大，肝实质回声偏粗，脾大，腹腔积液，胆囊壁毛糙，腹腔多发淋巴结肿大。

腹部 CT 平扫：肝脾增大，建议进一步检查；腹腔及后腹膜多发肿大淋巴结、大部分淋巴结略增大。盆腔 CT 平扫：腹盆腔内多发肿大淋巴结；盆腔积液。

【诊断】

艾滋病、肠炎沙门菌脓毒症、肠结核、淋巴结结核、非结核分枝杆菌感染、双眼 CMV 视网膜炎、隐性梅毒、EBV 感染、肠道出血。

【治疗经过】

入院后继续进行相关检查。9 月 28 日血培养可见肠炎沙门菌肠炎亚种，结合患者严重感染病情，给予亚胺培南西司他丁抗沙门菌感染治疗，但患者仍反复发热。10 月 13 日血培养仍可见肠炎沙门菌，药敏提示亚胺培南西司他丁及莫西沙星敏感，继续亚胺培南西司他丁抗沙门菌感染治疗，但仍反复发热。考虑亚胺培南西司他丁体内效果不佳，10 月 20 日改为美罗培南治疗。仍高热，多次血培养仍报

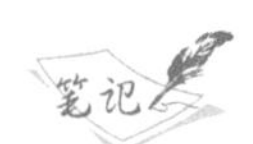

沙门菌，CRP 仍高，10 月 23 日停用美罗培南，根据药敏结果，调整为哌拉西林他唑巴坦抗感染。仍反复发热，血培养仍为肠炎沙门菌，11 月 1 日加用头孢他啶，患者仍反复高热，11 月 3 日仍发热，患者自动出院。出院后仍每日发热，体温最高 39.5℃，并逐渐出现恶心，频繁呕吐胃内容物，腹胀，腹泻，黄色水样便，每日 5 ～ 8 次，几乎不能进食，周身乏力明显，于 11 月 24 日再次入院。入院后继续给予亚胺培南西司他丁抗感染，复查 CRP 200.6 mg/L，PCT 2.66 ng/mL，血培养仍提示肠炎沙门菌肠炎亚种感染，药敏对亚胺培南、莫西沙星等均敏感，加用万古霉素联合抗感染治疗。调整上述治疗后患者体温逐渐下降，病情缓解出院。

给予异烟肼、利福平、乙胺丁醇、吡嗪酰胺、莫西沙星抗结核治疗，复查 CT：腹盆腔及后腹膜多发肿大淋巴结，对比 2020 年 10 月 20 日 CT，部分淋巴结体积增大，考虑患者已间断抗结核治疗 3 月余，便涂片抗酸染色持续阳性，结核 γ- 干扰素释放试验阴性，非结核分枝杆菌感染需考虑，停利福平、莫西沙星，调整为利福布汀、左氧氟沙星，加用克拉霉素，即以克拉霉素 + 乙胺丁醇 + 利福布汀 + 左氧氟沙星方案抗 NTM，维持异烟肼、吡嗪酰胺覆盖结核。

继续原 ART（TDF+3TC+EFV）方案治疗，入院查 HIV-RNA 3233 copies/mL、$CD4^+$T 淋巴细胞计数 9 个 /μL，考虑 HIV 耐药，完善耐药等相关检查；患者抗病毒治疗免疫重建不良，且考虑药物之间相互作用，11 月 27 日停 EFV，调整 ART 为多替拉韦 + 拉米夫定 + 替诺福韦（DTG+3TC+TDF）。

给予膦甲酸钠抗 CMV，苄星青霉素驱梅治疗。

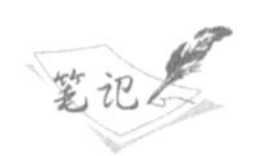

病例分析

（1）沙门菌脓毒症：患者主要表现为反复畏寒、高热，伴有腹胀、腹痛、腹泻等消化道症状，化验提示 PCT、CRP 异常升高；血培养反复提示肠炎沙门菌肠炎亚种，沙门菌脓毒症诊断明确。治疗过程中先后给予亚胺培南西司他丁、美罗培南、哌拉西林他唑巴坦、头孢他啶等抗感染治疗，治疗过程曲折，提示可能针对免疫力明显低下患者，该病的治疗需要多种、强效抗生素针对性治疗。

（2）艾滋病：患者 HIV 抗体阳性，确证试验阳性，基线 $CD4^+T$ 淋巴细胞计数 5 个 /μL，HIV-RNA ＞ 1.00×10^7 copies/mL，艾滋病诊断明确，TDF+3TC+EFV 方案 ART 3 个月，复查 $CD4^+T$ 淋巴细胞计数 9 个 /μL，HIV-RNA 3233 copies/mL，HIV-RNA 载量下降，$CD4^+T$ 淋巴细胞计数上升不明显，免疫重建不满意，入院后完善检查，考虑 ART 耐药，及时更换 ART 为 TDF+3TC+DTG。

（3）肠结核、淋巴结结核、非结核分枝杆菌感染：患者反复发热 1 年余，既往两次住院治疗，便涂片抗酸染色见抗酸杆菌，腹盆腔内多发肿大淋巴结，HRZE+ 莫西沙星抗结核治疗，体温曾恢复正常，复查 CT 腹盆腔内多发肿大淋巴结，较前有所缩小，后自行停药，病情反复；此次住院期间继续抗结核治疗，但反复大便常规检查仍提示抗酸杆菌感染，加抗 NTM 药物治疗后病情缓解。

（4）双眼 CMV 视网膜炎：艾滋病基础，免疫力明显低下，表现为视物模糊，双眼视力明显下降；眼科专科检查提示双眼 CMV 视网膜炎；住院期间给予膦甲酸钠抗 CMV 治疗，病情平稳。

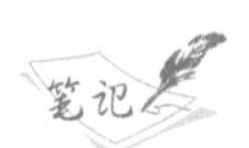

（5）梅毒：患者查梅毒 TRUST 1∶32，TPPA 阳性，无明显体征及靶器官损害，病史不详，住院期间给予苄星青霉素驱梅治疗，病情平稳。

倪量教授病例点评

普通人群感染沙门菌通常只会引起肠炎。但是对于免疫功能低下的艾滋病患者，可能会导致脓毒症。可能的机制是，由沙门菌外膜蛋白诱导产生的抗脂多糖抗体受到过度抑制所致。受感染的食物，尤其是家禽，被广泛认为是沙门菌的感染源。

反复出现的非典型沙门菌相关的脓毒症被认为是一种艾滋病定义性疾病。在感染 HIV 的非洲成人中，其发病率很高，在 $CD4^{+}T$ 淋巴细胞计数＜ 200 个 /μL 的感染 HIV 的乌干达成人中，估计发病率为每 100 000 人年观察到 7500 人。一般来说，患者病情严重，通常会出现反复寒战和高热。血液培养结果通常为肠道沙门菌属感染，伤寒或副伤寒杆菌感染少见。

药物治疗方面，环丙沙星是首选的治疗方法，静脉给药为佳。在美国，沙门菌耐药情况相对较少；在亚洲国家，沙门菌对环丙沙星耐药率较高，约为 30%。对于一般人群，头孢噻肟或头孢曲松等头孢菌素为敏感药物，但在艾滋病患者中发现了对上述药物的耐药表现。通常 1 周的环丙沙星或头孢曲松治疗就足够了，如果 $CD4^{+}T$ 淋巴细胞计数≥ 200 个 /μL，无菌血症时治疗 7 ～ 14 天，伴有菌血症时治疗 14 天，持续性或复杂性感染的治疗时间更长，如果 $CD4^{+}T$ 淋巴细胞计数＜ 200 个 /μL，治疗 2 ～ 6 周。

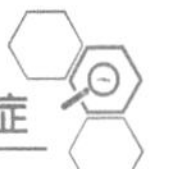

【参考文献】

1. KEDDY K H，MUSEKIWA A，SOOKA A，et al. Clinical and microbiological features of invasive nontyphoidal Salmonella associated with HIV-infected patients，Gauteng Province，South Africa. Medicine（Baltimore），2017，96（13）：e6448.
2. JACOBSON M A，HAHN S M，GERBERDING J L，et al. Ciprofloxacin for Salmonella bacteremia in the AIDS. Ann Intern Med，1989，110：1027-1029.
3. FORREST G N，WAGNER L A，TALWANI R，et al. Lack of fluoroquinolone resistance in non-typhoidal salmonella bacteremia in HIV-infected patients in an urban US setting. J Int Assoc Physicians AIDS Care，2009，8：338-341.
4. HUNG C C，HUNG M N，HSUEH P R，et al. Risk of recurrent nontyphoid Salmonella bacteremia in HIV-infected patients in the era of highly active antiretroviral therapy and an increasing trend of fluoroquinolone resistance. Clin Infect Dis，2007，45（5）：e60-e67.
5. FEASEY N A，CAIN A K，MSEFULA C L，et al. Drug resistance in Salmonella enterica ser. Typhimurium bloodstream infection，Malawi. Emerg Infect Dis，2014，20（11）：1957-1959.
6. HUNG C C，HSIEH S M，HSIAO C F，et al. Risk of recurrent non-typhoid Salmonella bacteraemia after early discontinuation of ciprofloxacin as secondary prophylaxis in AIDS patients in the era of HAART. AIDS，2001，15（5）：645-647.
7. HOHMANN E L. Nontyphoidal salmonellosis. Clin Infect Dis，2001，32（2）：263-269.

（倪量　整理）

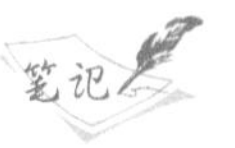

病例 6
艾滋病合并腰大肌结核

病历摘要

【基本信息】

男性，20 岁。2016 年 11 月 25 日入院。

主诉：HIV 抗体阳性 5 年，恶心 2 个月，发热、腋下包块 20 余天。

现病史：5 年前发现 HIV 抗体阳性，2 年前查 $CD4^{+}$T 淋巴细胞计数 375 个 /μL，开始服用替诺福韦 + 拉米夫定 + 依非韦伦（TDF+3TC+EFV）抗病毒治疗，10 个月前复查 $CD4^{+}$T 淋巴细胞计数约 500 个 /μL。2 个月前开始无明显诱因出现恶心，间断呕吐胃内容物，非喷射性。近 20 天来无明显诱因出现间断发热，晚间为主，体温未测量，伴畏寒，无寒战，伴腹泻，黄色糊状便，每日 4 ～ 5 次，无腹痛、腹胀，伴有盗汗，间断咳嗽，无痰，无呼吸困难，尿色发

红，同时发现双侧腋窝包块，无明显疼痛。19 天前于当地医院行胃镜检查示“真菌性食管炎”，口服药物治疗（具体不详）。发病以来，精神欠佳，食欲降低，二便如上，体重降低 15 kg。

流行病学史：近期未去过南方。多年前有同性性行为史。

既往史：体健。

个人史：生长于内蒙古，无业。

【体格检查】

体温 36.7℃，脉搏 132 次 / 分，呼吸 22 次 / 分，血压 105/65 mmHg。

消瘦，面部散在小疣状皮疹，未见脐凹，双侧颈部、腋窝可触及多发肿大淋巴结，直径最大 1 cm，质硬，活动较差，无触痛，口腔黏膜可见散在白斑，易刮除，颈软无抵抗，双肺呼吸音粗，未闻及干湿啰音及胸膜摩擦音。心率 132 次 / 分，心律齐，未闻及病理性杂音，腹部饱满，上腹及右下腹压痛，无反跳痛，腹部未触及包块，肝肋下 5 cm，边界不清，轻触痛，脾肋下 6 cm，质中，触痛，边缘钝，移动性浊音阴性。

【辅助检查】

血常规：WBC 7.68 × 10^9/L，NE% 95.54%，HGB 93.0 g/L；PCT 6.09 ng/mL；CRP 160 mg/L；ESR 77 mm/h；血生化：Na^+ 124.70 mmol/L，Cl^- 85.20 mmol/L；肝功能：ALT、AST 正常，TBIL 76.6 μmol/L，DBIL 67.5 μmol/L；HIV-RNA 297 980 copies/mL；HIV 耐药报告：替诺福韦（TDF）中度耐药，拉米夫定（3TC）、依非韦伦（EFV）、奈韦拉平（NVP）高度耐药；$CD4^+$T 淋巴细胞计数 3 个 /μL；多次血培养均阴性；结核抗体阴性；γ - 干扰素释放试验 A、B 阴性；大便抗酸染色（+）；G 试验阴性；CMV-DNA 阴性。大便隐孢子虫阴性。隐球菌抗原阴性。乙肝、丙肝、梅毒均阴性。

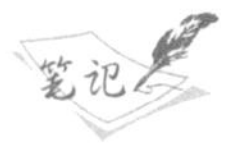

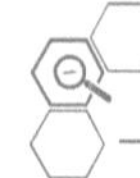

腰椎穿刺：压力 65 mmH_2O，生化：总细胞 0 个 /μL，白细胞 0 个 /μL，潘氏试验阴性。蛋白 32.2 mg/dL，GLU 2.6 mmol/L，Cl^- 104.8 mmol/L。脑脊液涂片、抗酸染色、结核 PCR、墨汁染色、新型隐球菌抗原、CMV-DNA、培养均阴性。

胃镜：霉菌性食管炎，慢性非萎缩性胃炎。

超声心动图：左室舒张功能减低，心包积液（少量）。

病理：左腋窝肿物穿刺考虑淋巴结结核，结核 PCR 阳性。

眼科会诊：右脉络膜病变，结核可能性大。

胸部 CT（图 6-1）：①双肺粟粒型肺结核。②双侧腋窝、颈部及左侧锁骨上多发肿大淋巴结。③右侧胸腔少量积液，心包少量积液。④左上前胸壁结核。

腹部 CT（图 6-2）：①肝脾增大。②胆总管内积气，小网膜囊及胰腺后方见管状积气影。③腹腔内及后腹膜多发肿大淋巴结，部分融合，淋巴结核可能。④两侧腰大肌脓肿，局部液化坏死。⑤腹腔少量积液。

头颅 MR 平扫 + 增强：未见明显异常。

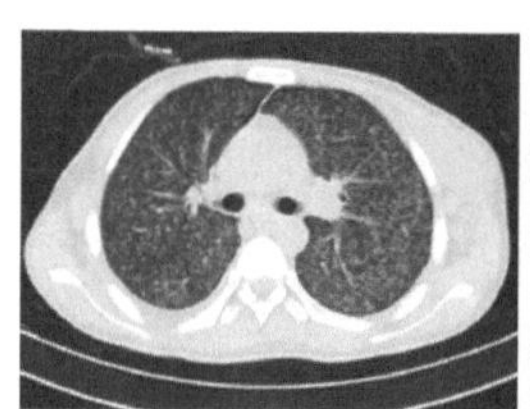
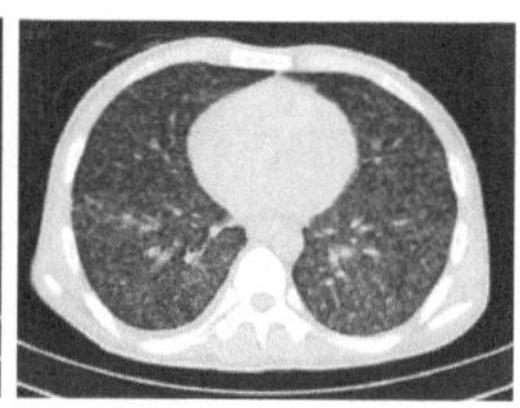

图 6-1 入院时胸部 CT

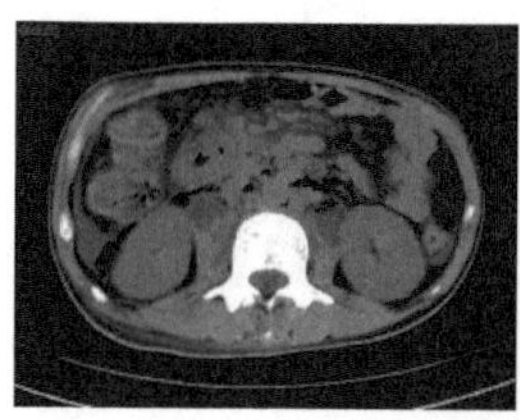
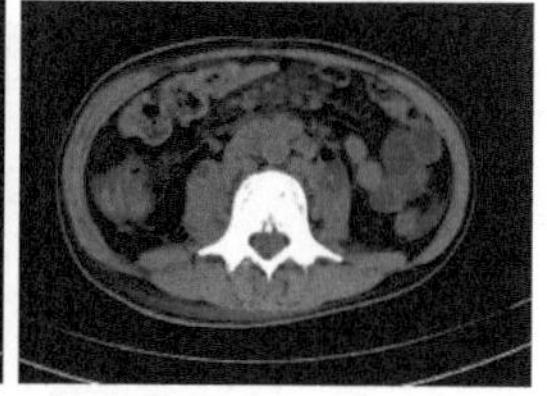

图 6-2 入院时腹部 CT

【诊断】

艾滋病、血行播散型肺结核、肠结核、淋巴结结核、胸壁结核、结核性心包炎、结核性胸膜炎、结核性腹膜炎、腰大肌脓肿（结核、大肠埃希菌）、右脉络膜病变（结核可能性大）、真菌性食管炎、口腔真菌感染、细菌性肺炎、肝损害、低蛋白血症、低钾低钠低氯血症、中度贫血。

【治疗经过】

第一次住院：入院第 4 天开始抗结核治疗（口服异烟肼 0.3 g 每日一次 + 口服乙胺丁醇 0.75 g 每日一次 + 静脉滴注阿米卡星 0.4 g 每日一次 + 静脉滴注莫西沙星 0.4 g 每日一次），体温高峰开始下降，第 6 天加用口服泼尼松 30 mg 每日一次，体温很快降至正常。同时给予保肝治疗，待肝功能好转后，加用口服利福平 0.45 g 每日一次及口服吡嗪酰胺 0.5 g 每日三次。口服氟康唑 100 mg 每日一次抗真菌治疗。根据 HIV 耐药报告，抗病毒方案改为洛匹那韦 / 利托那韦（lopinavir/ritonavir，LPV/r）+ 拉替拉韦（raltegravir，RAL），因药物相互作用，利福平改为口服利福布汀 0.15 g 每日一次。患者病情好转，体温正常，胸部 CT 提示肺部炎症、肺结核明显吸收（图 6-3），泼尼松减量至 25 mg 每日一次，出院。出院后继续口服抗结核、抗 HIV 药物治疗。

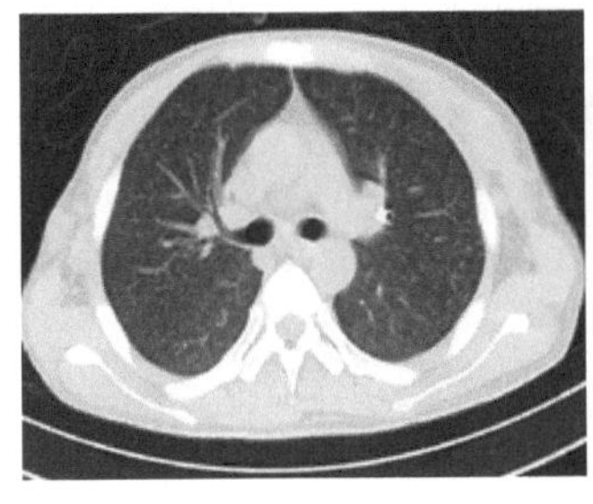
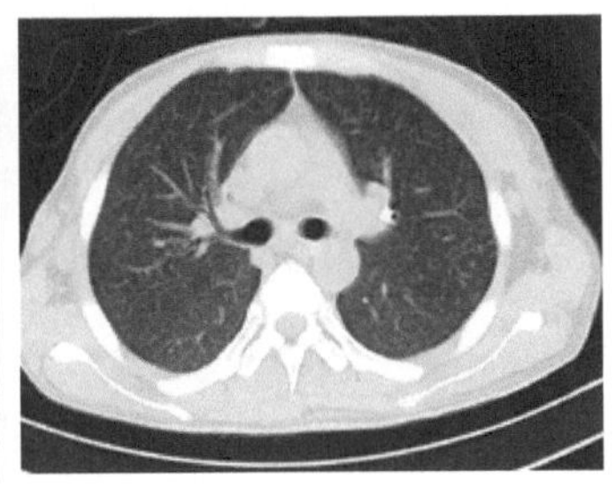

图 6-3　出院前胸部 CT

第二次住院：出院后2周（2017-01-09），再次因“发热、皮疹5天”入院。体温最高39 ℃，胸背、下肢散在疱疹，伴轻微瘙痒、疼痛，无明显咳嗽、头痛、腹痛等症状，在当地医院给予左氧氟沙星等治疗（具体不详）后症状无明显缓解。入院复查：HIV-RNA：214 copies/mL，$CD4^+$T淋巴细胞计数：75个/μL；胸部CT：对比2016-12-19，双肺粟粒型肺结核较前进展，双侧腋窝、颈部及左侧锁骨上淋巴结核较前稍变小，左上前胸壁结核较前稍好转，双侧胸腔极少量积液，肝脾稍增大（图6-4）。腹部CT：腹腔内及后腹膜多发稍肿大淋巴结，考虑淋巴结核，较2016-11-29日减小，两侧腰大肌结核，寒性脓肿形成，较前加重，内少许气体影（图6-5）。

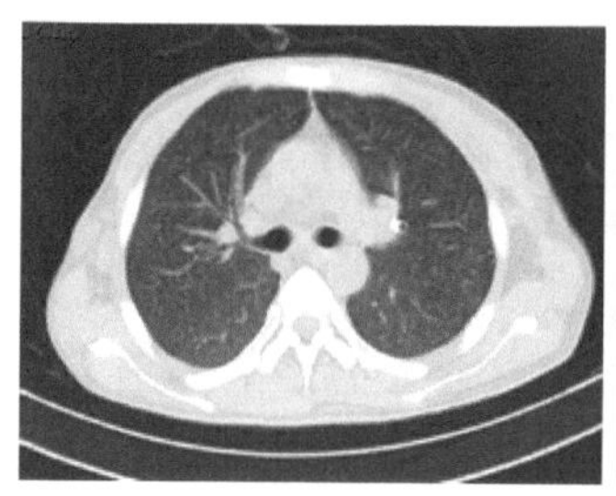

图6-4 第二次入院胸部CT

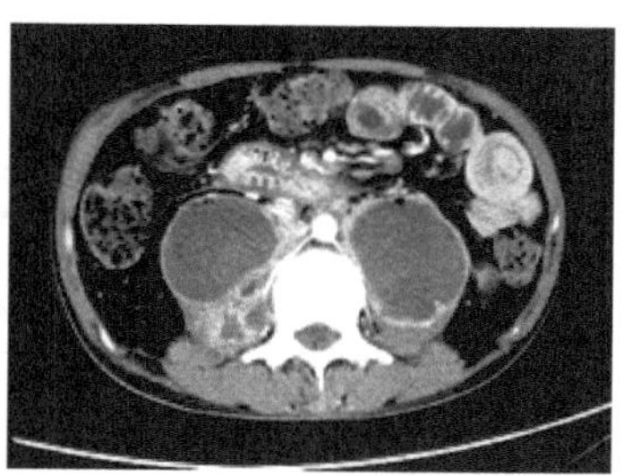

图6-5 第二次入院腹部CT

治疗上继续LPV/r+RAL方案抗HIV治疗；利福布汀+异烟肼+乙胺丁醇+吡嗪酰胺+莫西沙星+阿米卡星抗结核治疗；泼尼松25 mg/d。体温降至正常，患者拒绝腰大肌脓肿穿刺引流，于2017-02-02要求自动出院。出院后：继续口服抗结核、抗HIV药物治疗，泼尼松减量至15 mg每日1次。

第三次住院：出院后3个月，再次因“乏力1个月，发热2周，腹胀4天”入院。

患者入院前出现乏力，无咯血、呕血，无血尿、便血及紫癜；2周前于当地医院查HGB 20 g/L，输注红细胞1800 mL，输血后出现

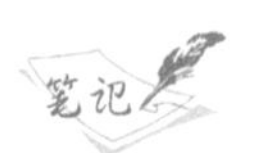

间断发热，体温最高 39 ℃，无畏寒、寒战，无咳嗽、咳痰，无腹痛、腹泻；4 天前出现右胁胀痛，腹胀，排便正常；体重下降约 5 kg。入院查体：恶病质，重度贫血貌，面部散在疣状皮疹，全身浅表淋巴结未触及异常肿大；口腔黏膜多发白斑；颈软无抵抗，双肺呼吸音粗，未闻及干湿啰音及胸膜摩擦音。心律齐，各瓣膜听诊区未闻及病理性杂音，全腹膨隆，张力大，右侧腹部压痛及反跳痛明显，右侧腰部压痛，肝、脾、胆囊未触及，Murphy 征阴性，麦氏点无压痛，双侧输尿管无压痛，移动性浊音可疑；肛周及外生殖器周围可见大量弥漫疣状赘生物，双足轻度水肿。入院后查：HIV-RNA ＜ 20 copies/mL，$CD4^{+}$T 淋巴细胞计数 43 个 /μL；腹部 CT 及 MRI：肝脾稍增大，两侧腰大肌、髂腰肌结核，寒性脓肿形成可能性大，较前加重，可见气液平，合并其他感染？双侧肾脏体积增大，双侧肾盂、上段输尿管扩张积液，腹腔内多发小淋巴结，盆腔少量积液（图 6-6）。

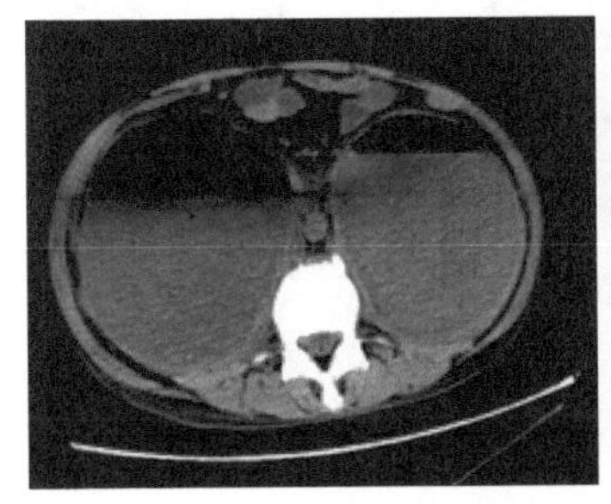
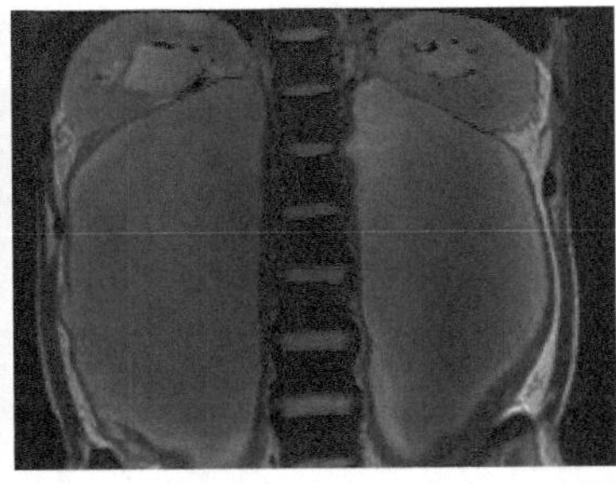

图 6-6　第三次入院腹部 CT 及 MRI

治疗上维持原抗 HIV 方案；给予超声引导下腰大肌脓肿引流：黄白色脓性液体，恶臭，先后引流共 3700 mL，培养为大肠埃希菌，细胞学检查为大量中性粒细胞，符合化脓性炎，抗酸染色阴性。给予亚胺培南 / 西司他丁静脉滴注抗细菌治疗。继续原抗结核方案。输血、白蛋白，静脉营养支持治疗。体温正常，腹胀消失，CT 提示双侧腰大肌脓肿基本消失（图 6-7），住院 25 天后出院。

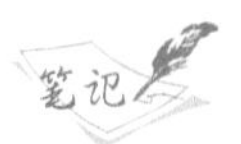

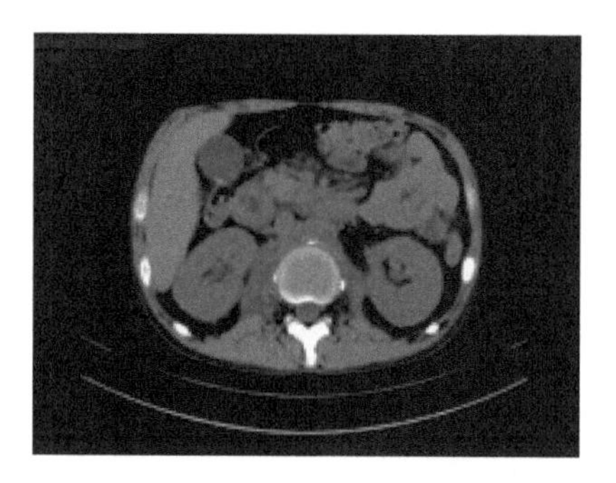

图 6-7 第三次出院前腹部 CT

【随访】

出院后继续抗结核及抗 HIV 治疗，定期复查。抗结核治疗约 15 个月，复查 CT 提示肺部及腹部活动性病灶消失（图 6-8），停药。体重较住院时增加约 20 kg。

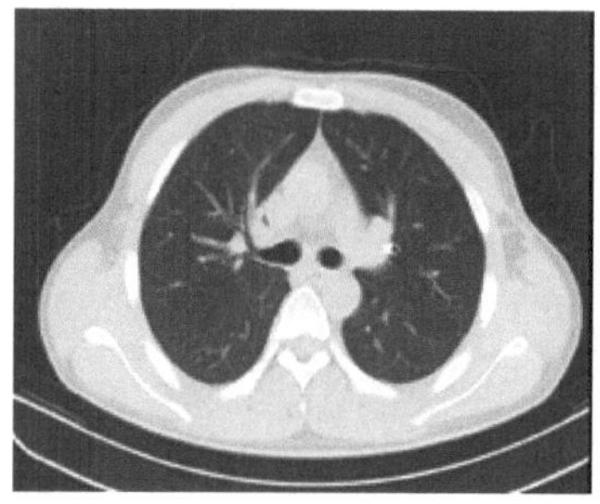
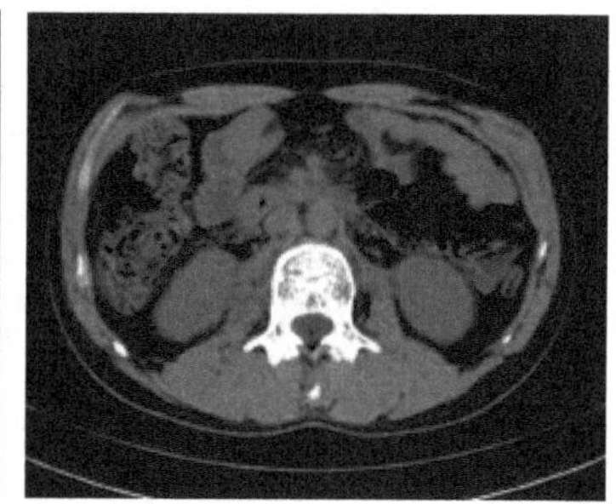

图 6-8 停药前胸部 CT 及腹部 CT

病例分析

1. 病例特点

（1）青年男性，严重免疫缺陷。

（2）主要表现为反复发热、淋巴结肿大、腹胀、腹痛、腹泻、乏力。

（3）查体：恶病质，口腔白斑，浅表淋巴结肿大，腹部饱满伴压痛及反跳痛。

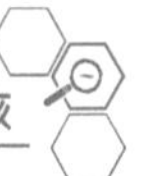

（4）辅助检查：HIV 耐药。影像学：双肺粟粒型肺结核；胸壁结核；腹腔内及后腹膜多发肿大淋巴结；两侧巨大腰大肌脓肿，气液平；胸腔、心包及腹腔积液。大便抗酸染色（+）；腰大肌脓肿引流液培养：大肠埃希菌。

（5）病程长且病情反复，在抗结核治疗有效（肺部病灶减轻）的情况下，腰大肌脓肿仍持续增大。

2. 诊断思路分析及讨论

根据以上特点，诊断为艾滋病并发血行播散型肺结核，伴结核全身播散（淋巴结、胸壁、胸腔、心包、腹腔、腰大肌、肠道、脉络膜），腰大肌脓肿为结核和细菌的双重感染。进一步讨论如下。

（1）HIV 方面：患者基线 $CD4^{+}T$ 淋巴细胞计数 375 个 /μL，服用替诺福韦 + 拉米夫定 + 依非韦伦（TDF+3TC+EFV）抗病毒治疗 2 年余，$CD4^{+}T$ 淋巴细胞计数最高时 500 个 /μL，可以推断基线时无相关耐药，但随后出现 $CD4^{+}T$ 淋巴细胞计数迅速下降及播散型结核，结合辅助检查，考虑患者已经出现病毒学失败、免疫学失败及临床失败的表现。根据耐药报告更换抗病毒方案后，病毒被抑制，并再次获得免疫重建。《中国艾滋病诊疗指南（2021 年版）》建议，对于 HIV-RNA ＞ 500 000 copies/mL 的患者，因具有较高的耐药风险，初始治疗不推荐使用含有 EFV 的方案。2019 年 DHHS 已不再将 EFV 方案作为首选方案，2021 年 EACS 抗病毒治疗指南也已将 EFV 作为初始治疗的替代方案，首选含有整合酶抑制剂的方案。

（2）结核方面：虽未在腰大肌脓肿引流液中找到结核的直接证据，但是患者存在血行播散型肺结核、大便抗酸阳性，且浅表及深部多发淋巴结肿大，应考虑为全身播散结核累及腰大肌形成结核脓肿，后并发细菌的双重感染。患者更改抗病毒方案后 5 周，

CD4⁺T 淋巴细胞计数水平明显上升，但再次出现发热、腰大肌脓肿增大，考虑为治疗矛盾型结核相关免疫重建炎症综合征（tuberculosis-associated immune reconstruction inflammatory syndrome，TB-IRIS）。治疗矛盾型 TB-IRIS 发生的风险因素包括：基线 CD4⁺T 淋巴细胞计数低，尤其＜ 100 个 /μL；基线病毒载量高；播散型结核或肺外结核；抗结核治疗与启动抗 HIV 治疗之间的时间间隔短，尤其是在抗结核治疗的前 2 个月内启动抗 HIV 治疗。对于治疗矛盾型 TB-IRIS 无须调整抗病毒和抗结核治疗方案，症状较轻可使用非甾体类解热镇痛药，症状较重可使用糖皮质激素进行治疗，出现化脓性淋巴结炎或脓肿时可能需要穿刺排脓。

杨涤教授病例点评

此病例为抗病毒治疗失败后出现全身播散型结核，双侧腰大肌巨大结核脓肿伴细菌感染。HIV 合并结核的感染者中，HIV 与结核互相促进，表现为更高的病毒载量、更异常的免疫激活和更为多见的播散型结核。免疫缺陷人群合并结核的特征表现为血行播散多见、肺外结核多见、多部位及临床表现不典型，诊断更加困难。在治疗上，因病情更为复杂、需要更长的疗程、抗病毒药物与抗结核药物之间的相互作用、药物副作用的叠加及 TB-IRIS 等原因，使治疗的成功率也降低。

腰大肌结核脓肿时有报道，但如此巨大的腰大肌脓肿较为罕见，这与患者拒绝早期的脓肿引流、并发细菌感染及 TB-IRIS 均有关系。此病例后期进行了脓肿引流、抗结核和抗细菌等治疗，预后比较理想。关于结核治疗的疗程问题，2022 年我国《人类免疫缺陷

病毒感染 / 艾滋病合并结核分枝杆菌感染诊治专家共识》指出，对无耐药的肺外结核疗程建议：中枢神经系统结核为 9 ～ 12 个月，骨、关节及脊柱结核通常为 6 ～ 9 个月，其他部位的肺外结核通常为 6 个月。但是本例艾滋病合并腰大肌结核脓肿的病例，进行了更长的抗结核治疗后活动性病灶才完全消失，因此，建议抗结核的疗程亦应根据实际情况进行个体化治疗。

【参考文献】

1. Guidelines for the Use of Antiretroviral Agents in Adults and Adolescents with HIV. [2024-02-28].https://clinicalinfo.hiv.gov/sites/default/files/guidelines/documents/adult-adolescent-arv/tables-adult-adolescent-arv.pdf.
2. 中华医学会感染病学分会艾滋病丙型肝炎学组，中国疾病预防控制中心，李太生 . 中国艾滋病诊疗指南（2021 年版）. 中国艾滋病性病，2021，27（11）：20.
3. EACS .Guidelines Version 11. [2024-02-28]. https://www.eacsociety.org/media/eacs_2021_guidelines_session_v11.0_for_web.pdf.
4. 中国性病艾滋病防治协会 HIV 合并结核病专业委员会，沈银忠，卢洪洲 . 人类免疫缺陷病毒感染 / 艾滋病合并结核分枝杆菌感染诊治专家共识 . 新发传染病电子杂志，2022，7（1）：15.
5. Panel on Opportunistic Infections in Adults and Adolescents with HIV. Guidelines for the prevention and treatment of opportunistic infections in adults and adolescents with HIV：recommendations from the Centers for Disease Control and Prevention，the National Institutes of Health，and the HIV Medicine Association of the Infectious Diseases Society of America.（2021-08-18）[2021-11-05]. https：//clinicalinfo. hiv. gov/sites/default/files/guidelines/documents/Adult_OI. pdf.

（杨涤　整理）

病例 7 艾滋病合并利福平耐药淋巴结结核

病历摘要

【基本信息】

男性，28 岁。2022 年 1 月 5 日入院。

主诉：颈部包块 3 月余。

现病史：3 个多月前发现左颈部出现包块，约 2 cm × 3 cm，就诊于当地医院，给予静脉滴注“消炎药”（具体不详），共 2 周，无好转，并出现间断发热，T_{max}：39 ℃，伴盗汗，无明显畏寒、寒战，无明显咳嗽、咳痰，无头痛，至当地县医院，给予颈部包块切开引流，但伤口不愈合，反复化脓，给予换药等对症治疗，半个月后仍无好转。10 余天前至某医院，查脓液结核分枝杆菌（+），利福平耐药（+），同时查 HIV 确证试验（+）。4 天前就诊于某医院，查胸部

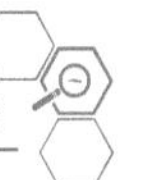

CT提示双肺斑片影，可见空洞，考虑肺结核可能。$CD4^{+}T$ 淋巴细胞计数11个/μL，住院治疗3天（具体不详）无明显好转，来我院，门诊以“艾滋病、淋巴结结核、肺结核”收入院。患者神志清，精神差，进食、二便基本正常，体重无明显下降。

流行病学史：否认不洁性行为史，否认输血史，否认静脉吸毒史。

既往史：18年前诊断“右侧腹股沟疝”，手术治疗。8年前诊断“结核性胸膜炎”，抗结核治疗1年后停药（未复查）。

个人史：吸烟史10年，每天6～7支，已戒烟1个月。否认饮酒史。

【体格检查】

体温39℃，脉搏110次/分，呼吸20次/分，血压119/71 mmHg。

患者神志清楚，精神欠佳，贫血面容，表情忧虑。巩膜无黄染，睑结膜苍白，未见肝掌、蜘蛛痣。口唇、甲床苍白，口腔黏膜可见白斑，易刮除。双侧颈部多发淋巴结肿大，左侧最大4 cm×5 cm，破溃，可见脓性分泌物，右侧最大约2 cm×2 cm，活动差，质韧，无触痛。双肺叩诊呈清音，双肺呼吸音粗，未闻及干湿啰音及胸膜摩擦音。神经系统查体及心脏、腹部查体阴性。

【辅助检查】

动脉血气分析（未吸氧）：pH 7.484，$PaCO_2$ 26.20 mmHg，PaO_2 108.50 mmHg，SaO_2 97.80%。

血常规：WBC 6.62×10^9/L，NE% 86.5%，RBC 2.28×10^9/L，HGB 66.00 g/L，PLT 173.00 $\times10^9$/L。

肝功能：ALT 32.1 U/L，AST 36.6 U/L，TBIL 8.5 μmol/L，DBIL 5.5 μmol/L，TP 71.1 g/L，ALB 25.9 g/L。

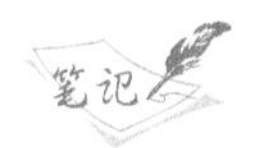

电解质：K^+ 3.54 mmol/L，Na^+ 132.0 mmol/L，Cl^-99.9 mmol/L。肾功能正常。

CRP 179.1 mg/L，PCT 0.77 ng/mL，ESR 110.0 mm/h。

$CD4^+$T 淋巴细胞 8 个 /μL，$CD4^+$T 淋巴细胞 /$CD8^+$T 淋巴细胞 0.03。HIV 病毒载量 1 410 604 copies/mL。HIV 耐药基因检测：依非韦伦、依曲韦林、利匹韦林、奈韦拉平潜在耐药（NNRTI 耐药位点 V179E）。

新型隐球菌抗原、肺炎支原体抗体、CMV-IgM、弓形体 IgG 及 IgM 抗体、单纯疱疹病毒Ⅰ-IgG 及 IgM 抗体、单纯疱疹病毒Ⅱ-IgG 及 IgM 抗体均为阴性；HBV-DNA、HCV-RNA、CMV-DNA、EBV-DNA 阴性；G 试验、GM 试验阴性。

γ-干扰素释放试验 A 20 SFCs/2.5×10^5 PBMC，γ-干扰素释放试验 B 1 SFCs/2.5×10^5PBMC。

脓液分泌物：涂片可见抗酸杆菌，结核分枝杆菌复合群及利福平耐药基因检测（Gene-Xpert）阳性，培养提示结核分枝杆菌（42 天）；涂片及培养均未见其他细菌、真菌。

血：细菌、真菌、分枝杆菌培养阴性。

肺泡灌洗液：红细胞 100 个 /μL，白细胞 131 个 /μL，单核细胞 53 个 /μL，多核细胞 78 个 /μL；墨汁染色阴性；涂片及培养未见细菌、真菌、抗酸杆菌；结核分枝杆菌复合群及利福平耐药基因检测（Gene-Xpert）阳性；GM 试验阴性。

颈部超声：双侧颈部多发淋巴结肿大，考虑结核病灶。

腹部超声：肝实质回声偏粗，右肾囊肿，脾大，脾内多发低无回声，结核病变不除外。腹腔可见多发淋巴结，淋巴结结核可能。

胸部 CT 平扫（图 7-1）：双肺散在斑片、结节及空洞性变，感

染病变，考虑为肺结核感染可能。右下肺慢性炎症，右侧胸膜肥厚。左颈部至锁骨上区软组织明显肿胀。纵隔及双侧腋窝多发肿大淋巴结。肝脾增大，脾脏多发低密度灶。

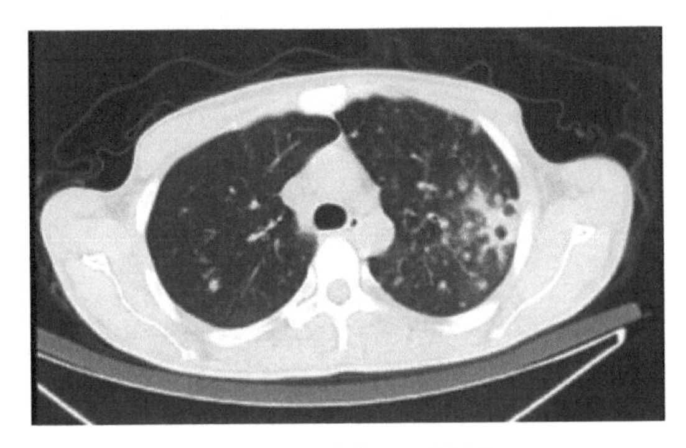

图 7-1　胸部 CT 平扫

【诊断】

艾滋病、利福平耐药淋巴结结核、肺结核。

【治疗经过】

入院后予以异烟肼 0.3 g（每日一次）+ 乙胺丁醇 1 g（每日一次）+ 吡嗪酰胺 0.5 g（每日三次）+ 莫西沙星 0.4 g（每日一次）+ 阿米卡星 0.4 g（每日一次）抗结核治疗，同时覆盖细菌感染治疗，患者仍高热不退，体温最高 41℃，完善血培养、脓液分泌物培养、支气管镜及各种病原学检查未发现其他细菌、真菌、病毒感染，考虑药物热不能除外。因我院无治疗耐药结核的新型药物，且耐药结核治疗经验欠缺，家属携带病历资料至胸科医院就诊，建议完善结核分枝杆菌表型耐药检测，更换抗结核治疗方案为：贝达喹啉 400 mg（每日一次，治疗 2 周后调整为每周 3 次，每次 200 mg）+ 左氧氟沙星片 600 mg（每日一次）+ 环丝氨酸 0.25 g（每日两次）+ 康替唑胺片 800 mg（每日一次）抗结核治疗，同时口服维生素 B_6 50 mg（每日两次）。贝达喹啉、左氧氟沙星有致 QT 间期延长的副作用，用药期

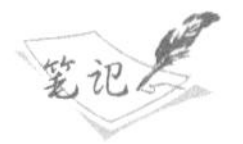

间需严密监测血清钾、钙、镁水平，严密监测心电图。入院第 11 天更换为上述抗结核治疗方案，两天后患者体温逐渐下降至正常，伤口干酪样坏死物质明显减少。考虑结核症状较前控制，第 16 天开始比克替拉韦 / 恩曲他滨 / 丙酚替诺福韦（BIC/FTC/TAF）抗 HIV 治疗。出院后继续抗结核及 ART，警惕药物副作用，密切监测血常规、肝肾功能、电解质、心电图等。

病例分析

HIV 感染是结核病（tuberculosis，TB）发病的独立危险因素，HIV 感染者结核潜伏感染进展为结核病的风险较 HIV 阴性者显著增加。结核病是艾滋病患者常见的机会性感染之一和疾病进展的重要影响因素，也是艾滋病患者死亡的主要原因之一。在 HIV/TB 合并感染者中，HIV 与 TB 之间存在复杂的相互作用，二者相互促进各自疾病进展，其治疗有其特殊性，涉及抗结核和抗反转录病毒治疗两个方面，药物不良反应、服药依从性、药物间相互作用等均会影响疗效，HIV 感染 /AIDS 患者结核病治疗成功率也相对较低，此外，HIV/TB 合并感染增加了患者罹患耐多药结核病（multidrug resistant tuberculosis，MDR-TB）/ 广泛耐药结核病（extensive drug resistant tuberculosis，XDR-TB）的风险。

世界卫生组织（World Health Organization，WHO）于 2013 年重新修订了耐药结核病的分类和定义，分类如下：①单耐药：对任何一种一线抗结核药耐药；②多耐药：对除利福平（rifampicin，R）和异烟肼（isoniazid，H）以外的任何一种及以上一线抗结核药耐药；③耐多药：至少同时对利福平和异烟肼耐药；④广泛耐药：在耐多

药的基础上，还对任意一种氟喹诺酮类药物和阿米卡星、卷曲霉素、卡那霉素这三种二线注射药物之一耐药；⑤利福平耐药（rifampicin-resistant tuberculosis，RR-TB）：不论患者对其他抗结核药物是否耐药，但是通过表型或基因型方法确定其对利福平耐药。

化疗是治疗结核病的首选方法。WHO 将治疗耐药结核病的药物分为三组：A 组药物为必选药物，包括左氧氟沙星（levofloxacin，Lfx）/ 莫西沙星（moxifloxacin，Mfx）、贝达喹啉（bedaquiline，Bdq）和利奈唑胺（linezolid，Lzd），只要没有禁忌证均强烈推荐全部纳入；B 组为次选药物，包括氯法齐明（clofazimin，Cfz）、环丝氨酸（cycloserine，Cs）/ 泰利酮（terizidone，Trd），为条件性推荐；C 组为备选药物，当 A 组和 B 组不能组成方案时可以使用的其他药物，包括乙胺丁醇（ethambutol，E）、德拉马尼（delamanid，Dlm）、吡嗪酰胺（pyrazinamide，Z）、亚胺培南 – 西司他丁（imipenem-cilastatin，Ipm-Cln）、美罗培南（meropenem，Mpm）、阿米卡星（amikacin，Am）/ 链霉素（streptomycin，S）、乙硫异烟胺（ethionamide，Eto）/ 丙硫异烟胺（prothionamide，Pto）、对氨基水杨酸（p-aminosalicylic acid，PAS）等。

利福平耐药结核病治疗的失败率高，治疗后易复发。WHO 指南建议 RR-TB 按照 MDR-TB 来进行治疗。

1. 含贝达喹啉的全口服 MDR/RR–TB 短程治疗方案

短程治疗方案是指疗程＜ 12 个月的 MDR-TB 方案。2020 年版指南推荐的含 Bdq 的全口服 9 ～ 12 个月短程治疗方案为：6 个月 Bdq 与 4 个月 Lfx/Mfx-Cfz-Z-E-H^h（如第 4 个月末痰涂片阳性，则应延长至 6 个月），继之 5 个月 Lfx/Mfx-Cfz-Z-E 方案。该方案适用于符合条件的、确诊的且既往暴露未超过 1 个月的二线

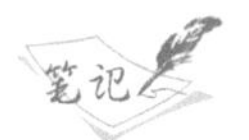

抗结核药物治疗 MDR/RR-TB 患者。应注意的是：①该方案被推荐为标准方案；② HIV 阳性患者、年龄≥ 6 岁的儿童、不复杂的肺外 MDR/RR-TB 患者、病变不广泛的 MDR/RR-TB 患者也可使用该方案；③ Eto 可影响动物胚胎发育，孕妇和哺乳期妇女应避免使用；④该方案中所有药物特别是氟喹诺酮类和利福平必须具有可靠的药物敏感试验结果；⑤播散型结核病、结核性脑膜炎或中枢神经系统等严重肺外结核病患者不能使用该方案。

2. MDR/RR–TB 长程治疗方案

长程治疗方案是指＞ 18 个月的 MDR-TB 方案。推荐长程方案的 MDR/RR-TB 患者方案中应包括 3 种 A 组药物及最少 1 种 B 组药物，以保证抗结核治疗开始时至少有 4 种可能有效的药物，且 Bdq 疗程结束后的继续期仍有至少 3 种可能有效的药物；若方案中只能选择 1 ～ 2 种 A 组药物，则应纳入 2 种 B 组药物；若 A 组和 B 组药物不足以组成有效方案，则应该选择 C 组药物作为补充（条件性推荐，可信度非常低）。

对于长程和短程方案选择及更换，应基于患者的具体情况，由患者和医务人员共同决定方案的使用。这些情况包括：药物敏感试验结果不确定或缺乏二线治疗药物；不能获得 Cfz 或其他有效药物；所有基线检测完成前需立即开始治疗。如果不宜使用短程方案，应对患者再次评估后，选择长程方案。对于短程方案治疗的患者，若因病情需要，可以转为长程方案；但长程方案应用 4 周以上不宜换为短程方案。

所有合并结核病的 HIV 感染者无论 $CD4^{+}$T 淋巴细胞计数水平的高低均应接受抗病毒治疗（antiviral therapy，ART）。$CD4^{+}$T 淋巴细胞计数＜ 50 个 /μL 的患者，建议抗结核治疗 2 周内开始 ART；

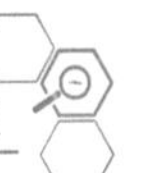

$CD4^+T$ 淋巴细胞计数＞ 50 个 /μL 的患者，建议抗结核治疗 8 周内开始 ART。中枢神经系统结核病者 ART 的最佳时间尚待研究，临床研究提示早期 ART 可能增加不良反应和死亡，早期 ART 需慎重，因此，建议此类患者适当推迟启动 ART，推荐在抗结核治疗 8 周内启动 ART，如较早开始 ART，则需密切注意病情变化。合并结核病的 HIV 感染者 ART 方案和原则与单纯 HIV 感染者相同，但需考虑到药物间相互作用、药物不良反应等问题。在开始 ART 后的最初几个月内（通常为 1 ～ 3 个月），结核病的症状可能会加重，在除外其他感染、肿瘤、耐药、不良反应等因素导致时，需警惕结核相关免疫重建炎症综合征。该病通常具有自限性，轻度的结核相关免疫重建炎症综合征可使用非甾体类解热镇痛药物，重度结核相关免疫重建炎症综合征患者可使用泼尼松治疗。

杨涤教授病例点评

本病例是艾滋病合并 RR-TB 的典型病例，通过 Gene-Xpert 很快明确了诊断。值得注意的是，RR-TB 的治疗应参考 MDR-TB 的治疗方案，是以贝达喹啉、左氧氟沙星 / 莫西沙星、利奈唑胺、氯法齐明、异烟肼、乙胺丁醇、吡嗪酰胺及乙硫酰胺等为组合的方案，而并非仅仅简单地在一线治疗的方案中去掉利福平。本病例在更换了正规的抗 RR-TB 方案后，很快获得了良好的治疗效果。据 WHO 估计，每年会发生约 50 万例 MDR/RR-TB 病例，然而估计只有 1/3 的人获得了有效的治疗。因此，应用快速诊断的方法进行结核的耐药检测和及早进行正规的 MDR/RR-TB 治疗至关重要。

【参考文献】

1. World Health Organization. Rapid Communication：Key changes to treatment of multidrug- and rifampicin-resistant tuberculosis（MDR/RR-TB）. [2024-02-28]. https://iris.who.int/bitstream/handle/10665/353743/WHO-UCN-TB-2022.2-eng.pdf?sequence=1.
2. World Health Organization. WHO consolidated guidelines on tuberculosis. Module 4：treatment-drug-resistant tuberculosis treatment. Geneva：World Health Organization；2020. [2024-02-28].https://iris.who.int/bitstream/handle/10665/365308/9789240063129-eng.pdf?sequence=1.
3. 中华医学会感染病学分会艾滋病学组，中华医学会热带病与寄生虫学分会艾滋病学组 . HIV 合并结核分枝杆菌感染诊治专家共识 . 中华临床感染病杂志，2017，10（2）：81-90.
4. 杨松，王乐乐，韩梅，等 . 世界卫生组织耐药结核病治疗整合指南（2020 年版）解读 . 国际呼吸杂志，2021，41（6）：401-409.

（王飒　整理）

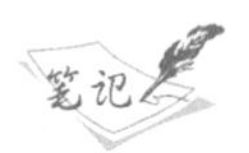

病例 8 艾滋病合并结核性脑膜炎

病历摘要

【基本信息】

男性，28 岁。2020 年 8 月 28 日入院。

主诉：双下肢疼痛 6 天，头痛伴发热 4 天。

现病史：患者 6 天前无明显诱因出现双下肢疼痛，5 天前双下肢疼痛加重，4 天前出现头痛并逐渐加重，伴恶心、呕吐 3 次，非喷射性，呕吐物为胃内容物。3 天前就诊于某医院，发现 HIV 抗体初筛阳性，梅毒抗体阳性。2 天前患者出现发热，最高体温 38.8℃，右下肢无力并逐渐加重，无畏寒、寒战，无咳嗽、咳痰，无头晕、视物模糊，就诊于某医院，化验血常规：白细胞 5.23×10^9/L，红细胞 3.99×10^{12}/L，血红蛋白 107 g/L，血小板 217×10^9/L，ALT 19.5 U/L，

AST 13.2 U/L，肌酐 65.1 μmol/L，梅毒 TPPA 阳性、TRUST 1 ∶ 64。其间抽搐 1 次，出现排尿困难，予以导尿、尿管留置。给予输液治疗（具体不详），头痛稍缓解。1 天前出现右侧上肢无力。家属及患者为进一步治疗来我院，急诊以“HIV 感染，右侧偏瘫”收入我科。病程中，患者神志清，精神差，纳差，尿管留置，近 6 天无大便。

既往史：既往体健，否认食物、药物过敏史。

流行病学史：既往有高危同性性行为。

个人史：否认吸烟饮酒史，未婚未育。

【体格检查】

体温 36.8℃，脉搏 89 次 / 分，呼吸 20 次 / 分，血压 127/77 mmHg。

患者神志清楚，精神弱，被动体位，查体欠合作。全身皮肤黏膜颜色正常，全身浅表淋巴结未触及异常肿大。颈抵抗阳性，颌胸距约 5 指。伸舌偏右，口角右斜，右侧额纹变浅。双侧瞳孔 4 mm，等大等圆，对光反射迟钝。双肺呼吸音清，未闻及干湿啰音及胸膜摩擦音。心率 89 次 / 分，心律齐。腹部平坦，全腹无压痛及反跳痛，腹部未触及肿块，双下肢无水肿。右侧肢体肌力 0 级，左上肢肌力 5 级，左下肢肌力 5^- 级，右侧肢体肌张力正常，左侧肢体肌张力减弱。腹壁反射未引出，双侧膝腱反射未引出。双侧 Babinski 征未引出，Oppenheim 征、Gordon 征、Chaddock 征未引出，Kernig 征阳性，Brudzinski 征阳性。

【辅助检查】

血常规：WBC 2.82×10^9/L，NE% 64.40%，NE 1.82×10^9/L，HGB 105.00 g/L，PLT 249.00×10^9/L。

肝功能：AST 28.3 U/L，ALT 22.7 U/L，TBIL 13.5 μmol/L，DBIL 8.1 μmol/L，TP 67.5 g/L，ALB 33.5 g/L，CHE 4625 U/L。

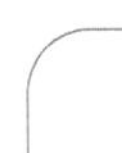

电解质+肾功能：K^+ 3.89 mmol/L，Na^+ 129.8 mmol/L，Cl^- 96.2 mmol/L，UREA 2.79 mmol/L，CREA 45.1 μmol/L，URCA 148.0 μmol/L。

PCT＜0.05 ng/mL，CRP 21.0 mg/L，ESR 38.0 mm/h。

$CD4^+T$ 淋巴细胞 116 个 /μL，$CD4^+T$ 淋巴细胞 /$CD8^+T$ 淋巴细胞 0.24。HIV-RNA 219 876 copies/mL。

结核感染 T 细胞检测：混合淋巴细胞培养+γ-干扰素释放试验 A、B 阴性。

痰涂片及培养：阴性。痰液及脑脊液抗酸染色：阴性。痰液及脑脊液结核分枝杆菌复合群及利福平耐药基因检测：阴性。

脑脊液常规：外观淡黄色，微混，总细胞 501 个 /μL，白细胞 465 个 /μL，单核 98%，五管糖 1～5 管阳性，潘氏试验阳性，压力 110 mmH_2O，生化：UCFP 266.8 mg/dL，Cl^- 103.4 mmol/L，GLU 3.48 mmol/L，梅毒（脑脊液）：TRUST 阳性反应（1 ∶ 1），TPPA 阳性反应。

头颅 MRI 平扫：脑干及左侧大脑脚亚急性脑梗死，请结合临床与旧片比较，建议定期复查或行增强扫描检查。

头颈 CTA：头颅 CTA 所示血管未见异常改变。

头颅 MRI 增强：脑干及左侧大脑脚脑梗死，对比 2020-09-25 头颅 MRI，范围未见变化。

胸部 CT 平扫：双肺多发微结节、树丫征样改变，右肺上、下叶小斑片，考虑小气道炎性病变及小气道周围炎性病变可能性大。双肺上叶间隔旁肺气肿。右肺中、下叶高密度微结节，肉芽肿性结节可能，建议隔 6 个月复查。右肺下叶索条影。双侧腋下小淋巴结。

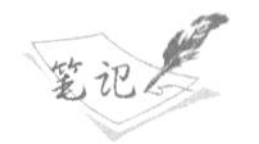

【诊断】

艾滋病、结核性脑膜炎、脑梗死、神经梅毒。

【治疗经过】

给予异烟肼 0.6 g 每日一次口服 + 利福平 0.6 g 每日一次口服 + 吡嗪酰胺 0.5 g 每日三次口服 + 乙胺丁醇 0.75 g 每日一次口服抗结核治疗，口服泼尼松 30 mg 每日一次预防脑膜粘连。患者青霉素皮试阳性，给予头孢曲松 2 g 每日一次静脉滴注驱梅治疗。同时给予补液、补充电解质等支持治疗及肢体康复治疗。复查腰椎穿刺，脑脊液白细胞数及蛋白较前显著下降，氯化物较前上升。患者体温恢复正常，饮食、精神好转，右侧肢体肌力逐渐恢复至 4 级。病情好转出院。

【随访】

出院后继续规律抗结核治疗，同时于当地启动抗病毒治疗，半年后复查 HIV-RNA ＜ 40 copies/mL，$CD4^{+}T$ 淋巴细胞计数 201 个 /μL。复查脑脊液常规及生化未见异常。

病例分析

结核病是 HIV/AIDS 患者最常见的机会性感染之一，也是 HIV/AIDS 患者死亡的主要原因之一。由于临床表现缺乏特异性，实验室检测灵敏性不佳，致使中枢神经系统结核病的早期识别和诊断较为困难。结核性脑膜炎以慢性及亚急性起病居多，常表现为发热、头痛、乏力、精神萎靡、恶心、呕吐、食欲减退、体重下降等。可以出现脑膜刺激征、脑神经受累、肢体运动障碍等局灶性神经系统症状和体征。脑脊液检查通常表现为压力增高，外观澄清或呈毛玻

璃样；白细胞计数为（100 ～ 500）$\times 10^6$/L，淋巴细胞为主，在疾病早期部分患者可以是中性粒细胞为主；蛋白质升高至 1 ～ 2 g/L，糖＜ 2.2 mmol/L，95% 的患者脑脊液糖 / 同步血糖＜ 0.5。根据临床特征及脑脊液检查可以帮助鉴别结核性脑膜炎与其他病因引起的脑膜炎。中枢神经系统结核病的治疗推荐强化治疗不少于 2 个月，全疗程不少于 12 个月，强化期抗结核治疗方案应包括不少于 4 个有效的抗结核药物，异烟肼、利福平、吡嗪酰胺为优先选择的抗结核药物，乙胺丁醇、二线注射类药物为可选的初始抗结核药物。巩固期推荐使用异烟肼和利福平。结核性脑膜炎患者常伴有明显的脑脊液炎症反应，糖皮质激素作为抗结核治疗的辅助药物，可以缓解蛛网膜下腔的炎症，减轻脑和脊髓水肿，减轻小血管炎症，从而减少血流减慢对脑组织的损伤。此外，中枢神经系统结核病患者延迟抗结核治疗会明显增加死亡风险和神经系统后遗症，故怀疑中枢神经系统结核病时即应开始经验性抗结核治疗，且一旦启动经验性抗结核治疗，应完成抗结核疗程（排除结核病诊断者除外）。

HIV/AIDS 患者无论 $CD4^+T$ 淋巴细胞计数的水平如何均可出现结核病，随着免疫抑制程度的加重，肺外结核或播散型结核变得常见。所有合并结核病的 HIV/AIDS 患者无论 $CD4^+T$ 淋巴细胞计数水平的高低均应尽早启动 ART，中枢神经系统结核病患者启动 ART 的最佳时机尚未明确，通常建议在抗结核治疗后的 4 ～ 8 周启动。合并结核病的 HIV/AIDS 患者 ART 方案和治疗原则与单纯 HIV/AIDS 患者相同，但需注意考虑药物间相互作用、药物不良反应等问题。

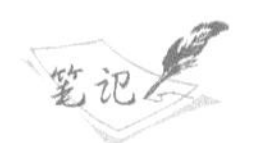

神经梅毒是梅毒螺旋体侵犯中枢神经系统引起的慢性、系统性

性传播疾病。合并 HIV 感染导致的免疫受损，梅毒螺旋体更容易透过血脑屏障，使神经梅毒的发生风险更高，进展速度更快，HIV 感染的神经梅毒患者中脑脊膜型和脑膜血管型最多见，对于中青年群体尤其是要警惕 HIV 与梅毒共感染。对于所有 HIV 感染者均应做梅毒血清学筛查。对于神经梅毒的治疗，推荐青霉素 1800 万～ 2400 万 IU/d 静脉滴注（300 万～ 400 万 IU，每 4 小时 1 次），连续 10 ～ 14 d；必要时，继以苄星青霉素每周 240 万 U 肌内注射，共 3 次。替代方案为头孢曲松 2 g 每日 1 次，静脉给药，连续 10 ～ 14 d。对青霉素过敏者口服多西环素 100 mg 每日 2 次，连服 30 d。经足量规则治疗后应定期随访观察，包括全身体检和复查非梅毒螺旋体血清学试验滴度。治疗结束后每 3 ～ 6 个月做 1 次检查，包括血清学及脑脊液检查。

杨涤教授病例点评

此患者主要表现为发热伴头痛、肢体活动障碍、抽搐及排尿困难，首先要考虑中枢神经系统感染。脑脊液常规及生化结果为典型的结核性脑膜炎表现，虽完善了其他检查，无明确的结核病原学证据，但是结合临床表现、体格检查及抗结核治疗的效果，临床诊断“结核性脑膜炎”明确。另外，患者同时存在“脑梗死”和“神经梅毒”，神经梅毒的其中一个类型为“脑膜血管梅毒”，表现为闭塞性脑血管综合征，出现偏瘫、癫痫发作等，累及脊髓也可出现截瘫、尿便障碍等。此患者的脑梗死及以上症状可解释为神经梅毒的表现。因此，患者的中枢神经系统病变为结核和梅毒的双重感染，经正规的抗结核和驱梅治疗后转归良好。

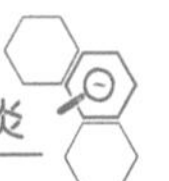

【参考文献】

1. 中华医学会结核病学分会结核性脑膜炎专业委员会 . 2019 中国中枢神经系统结核病诊疗指南 . 中华传染病杂志，2020，38（7）：400-408.
2. 中国性病艾滋病防治协会 HIV 合并结核病专业委员会 . 人类免疫缺陷病毒感染 / 艾滋病合并结核分枝杆菌感染诊治专家共识 . 新发传染病电子杂志，2022，7(1)：73-87.
3. 中国疾病预防控制中心性病控制中心，中华医学会皮肤性病学分会性病学组，中国医师协会皮肤科医师分会性病亚专业委员会 . 梅毒、淋病和生殖道沙眼衣原体感染诊疗指南（2020 年）. 中华皮肤科杂志，2020，53（3）：168-179.
4. 张维，李奇穗，邓长刚，等 . 合并与未合并 HIV 感染的神经梅毒患者临床特征 . 中国艾滋病性病，2021，27（10）：1136-1139.

（段毓姣　整理）

病例 9
艾滋病合并鸟分枝杆菌感染

病历摘要

【基本信息】

男性，38 岁。2021 年 9 月 9 日入院。

主诉：发现 HIV 阳性 9 年，发热 2 个月。

现病史：患者 9 年前在某医院体检发现 HIV 抗体阳性，确证试验阳性，$CD4^{+}$T 淋巴细胞计数 700 个 /μL，病毒载量未查，无不适症状及体征，未行抗病毒治疗，之后未再诊治。2 个月前加班劳累后出现发热，体温最高 38.3℃左右，伴咳嗽、咳痰，为白黏痰，伴乏力、纳差，自行到附近诊所开头孢类抗生素口服，因症状无明显缓解，就诊于某医院，查血常规 WBC 3.82×10^9/L，NE 2.91×10^9/L，LY 0.5×10^9/L，HGB 79 g/L，PLT 196×10^9/L，胸部 CT 示右肺下

叶前基底段炎症，心包少量积液，双侧腋窝及纵隔多发淋巴结。门诊输注头孢类抗生素及序贯口服治疗，症状仍未见明显缓解。为进一步诊疗就诊于我院。患者发病以来精神、食欲及睡眠较差，近 2 个月体重降低 10 kg。

流行病学史：同性性行为史 9 年；4 个月前至海南出差 1 周。

既往史：9 年前体检同时发现梅毒抗体阳性，给予长效青霉素治疗 3 周后痊愈。

个人史：无特殊。

【体格检查】

体温 39.1℃，脉搏 105 次 / 分，呼吸 24 次 / 分，血压 130/80 mmHg。

患者体形消瘦，神志清楚，精神正常，睑结膜苍白，口唇、甲床苍白，周身未见皮疹，全身浅表淋巴结未触及肿大，双肺叩诊呈清音，双肺呼吸音粗，未闻及干湿啰音及胸膜摩擦音。心、腹及神经系统查体未见明显异常。

【辅助检查】

血气分析（未吸氧）：pH 7.457，$PaCO_2$ 31.40 mmHg，PaO_2 82.7 mmHg，SaO_2 93.80%。

血常规：WBC 3.90×10^9/L，NE% 84.60%，RBC 2.57×10^{12}/L，HGB 63.00 g/L，PLT 269.00×10^9/L。

电解质：K^+ 3.47 mmol/L，Na^+ 135.4 mmol/L，Cl^- 98.1 mmol/L。肝肾功能正常。

PCT 0.24 ng/mL，CRP 22.3 mg/L，IL-6 40.75 pg/mL，ESR 107.00 mm/h。

$CD4^+$T 淋巴细胞 5 个 /μL，$CD4^+$T 淋巴细胞 /$CD8^+$T 淋巴细胞 0.03；HIV 载量 25 517 copies/mL；HIV 耐药检测：PI、NRTI 敏感，

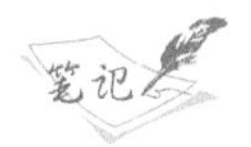

依非韦伦、依曲韦林、奈韦拉平、利匹韦林低度耐药（NNRTI 耐药位点：E138G，V179E）。

痰：抗酸染色阴性，细菌、真菌培养阴性。

血：细菌、真菌培养阴性；T-SPOT 阴性，Gene-Xpert 阴性，结核抗体阴性；分枝杆菌培养 + 鉴定：鸟分枝杆菌；宏基因检测结果提示鸟分枝杆菌。

肺泡灌洗液：未见细菌、真菌，未见抗酸杆菌，墨汁染色阴性，Gene-Xpert 阴性，细菌、真菌培养阴性；CMV-DNA 阴性；肺炎支原体核酸阴性。

骨髓：细菌、真菌培养阴性；骨髓细胞学检查：有核细胞增生活跃，粒系形态改变、部分幼红细胞胞体小型伴内铁减少和淋巴细胞形态未见明显异常，继发性（贫血）改变可能。

新型隐球菌抗原阴性；G 试验、GM 试验阴性；肺炎支原体抗体、CMV-IgM、EBV-IgM、弓形体 IgG 及 IgM 抗体、单纯疱疹病毒Ⅰ-IgG 及 IgM 抗体、单纯疱疹病毒Ⅱ-IgG 及 IgM 抗体均为阴性；EBV-DNA、CMV-DNA 阴性。

胸部 CT 平扫（图 9-1）：右肺下叶片絮影，炎症？建议抗炎治疗后复查。

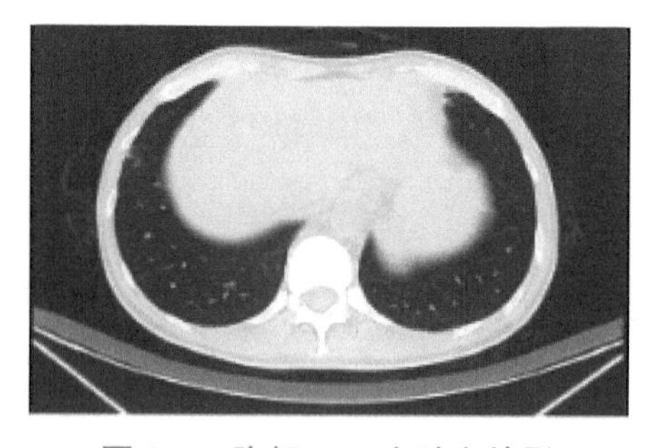

图 9-1　胸部 CT：右肺斑片影

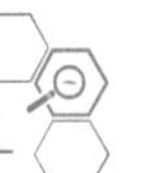

腹部 CT 平扫 + 增强：肝 S8 动脉期一过性强化结节，动脉期肝实质弥漫性强化不均匀。肝 S4 小片低密度，韧带附着处？腹腔及腹膜后多发肿大淋巴结，大致同前。肝大、脾大，副脾结节。

【诊断】

艾滋病、鸟分枝杆菌感染。

【治疗经过】

入院后先后给予头孢噻肟舒巴坦、哌拉西林舒巴坦抗细菌感染治疗共 10 天，仍反复高热，体温最高 41℃，感染标志物未见明显下降。超声、腹部 CT 提示腹腔淋巴结肿大，伴贫血，ESR 明显增快，不排除结核感染可能，第 7 天开始利福平 0.6 g（每日一次）+ 异烟肼 0.3 g（每日一次）+ 吡嗪酰胺 0.5 g（每日三次）+ 盐酸乙胺丁醇 1 g(每日一次）诊断性抗结核治疗，患者体温峰值无明显下降，抗结核 5 天后加克拉霉素，利福平改为利福布汀，以覆盖鸟分枝杆菌（mycobacterium avium intracellular complex，MAC）感染，调整治疗后仍反复发热，复查 PCT 较前升高，加莫西沙星抗细菌感染治疗，效果不明显。结合患者近半年曾有南方潮湿地区旅居史、贫血、肝脾大，不排除深部真菌感染可能，暂停抗结核、抗 MAC 治疗，第 15 天予以伏立康唑抗深部真菌感染治疗，体温峰值短暂下降后再度升高，同时监测 PCT 逐渐上升，考虑细菌感染加重，升级为亚胺培南加强抗细菌感染治疗，1 天后患者要求自动出院。

出院后患者一直服用中药治疗，症状无好转，并出现盗汗、活动后胸闷、憋气等症状，再次就诊于我院，腹腔淋巴结无穿刺路径，与患者协商，同意外送宏基因组测序检查，3 天后血液宏基因组测序结果提示鸟分枝杆菌，MAC 感染诊断明确。鉴于利福布汀与比克替拉韦 / 恩曲他滨 / 丙酚替诺福韦（BIC/FTC/TAF）间存在相互作用，

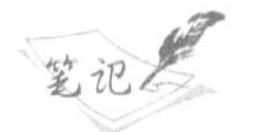

第 5 天开始克拉霉素 1 g（每日一次）、乙胺丁醇 1 g（每日一次）、莫西沙星 0.4 g（每日一次）抗 MAC 治疗，第 7 日监测中性粒细胞比例、PCT、CRP 较前升高，胸部 CT 提示左肺上叶新发斑片影（图 9-2），考虑细菌感染不除外，加头孢噻肟舒巴坦抗感染治疗，患者体温高峰仍未见下降，最高 39.4℃，加予阿米卡星加强抗 MAC 治疗，后监测体温高峰、感染标志物逐渐下降，患者自觉症状较前好转，要求出院，出院后继续克拉霉素、乙胺丁醇、莫西沙星抗感染治疗。

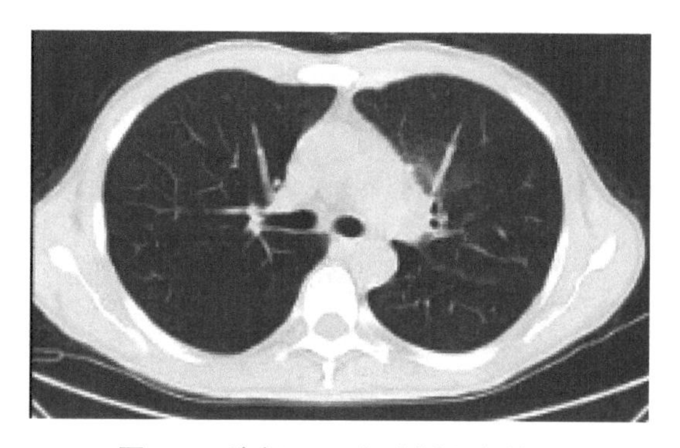

图 9-2 胸部 CT：左肺新发斑片影

【随访】

出院 2 个月后复查，症状逐渐好转，感染标志物较前下降，$CD4^+T$ 淋巴细胞计数 14 个 /μL，病毒载量测不出，胸部 CT 未复查，病情整体好转但速度缓慢。

病例分析

患者主要表现为发热、咳嗽、咳痰、盗汗、消瘦、重度贫血、血沉快，胸部 CT 示右肺下叶炎症，腹部超声及 CT 提示肝脾大、腹腔淋巴结肿大，考虑分枝杆菌感染可能性大，结合 T-SPOT 阴性，

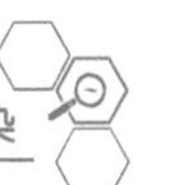

MAC 可能性大。最终血培养及血液宏基因组测序检查均提示鸟分枝杆菌，给予对症抗 MAC 治疗后症状逐渐好转。

非结核分枝杆菌（nontuberculous mycobacteria，NTM）是分枝杆菌属内除结核分枝杆菌复合群和麻风分枝杆菌以外的其他分枝杆菌。NTM 是艾滋病患者肺内和肺外感染的重要病原体之一，其中最常见的病原体为 MAC。

HIV/AIDS 患者合并 NTM 感染者的临床表现、影像学表现及病理改变与 MTB 感染者都十分相似，且抗酸染色及分枝杆菌培养均为阳性，明确诊断十分困难。诊断和鉴别艾滋病合并 NTM 肺病 /TB 的金标准仍然依靠病原学检测，传统的培养方法耗时较长，最近报道的基因分型分子分析技术使得在数小时内直接从患者样本中检测 NTM 成为可能，这些新技术将有助于临床上早期快速诊断和鉴别 NTM 肺病 /TB，从而使患者得到及时有效的治疗。

MAC 的初始治疗应包括 2 种或 2 种以上的抗分枝杆菌药物，以防止或延缓耐药的出现。克拉霉素是首选的药物，当药物相互作用或不能耐受导致无法使用克拉霉素时，可以用阿奇霉素替代克拉霉素。建议所有 HIV 感染者测试 MAC 分离株对克拉霉素或阿奇霉素的敏感性。乙胺丁醇是推荐用于 MAC 初始治疗的第二种药物。一些专家建议，在死亡风险增加和最有可能出现耐药的情况下添加第三种或第四种药物，如晚期免疫抑制（$CD4^{+}T$ 淋巴细胞计数＜50 个 /μL）、分枝杆菌载量较高和（或）缺乏有效的抗反转录病毒疗法。第三种或第四种药物可能包括氟喹诺酮类药物，如左氧氟沙星或莫西沙星，或注射用药，如阿米卡星或链霉素。疗程至少 12 个月，在没有 MAC 感染的体征和症状且 $CD4^{+}T$ 淋巴细胞计数＞100 个 /μL 维持至少 6 个月以上时可考虑结束治疗。

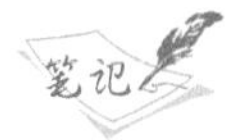

在抗 NTM 治疗 2 周后应尽快启动 ART，目的是降低药物相互作用的风险，减少机体药物负荷及免疫重建炎症综合征相关的并发症。如果已经抗 NTM 治疗再启动 ART，则应根据所选择的抗 NTM 药物对 ART 方案进行相应调整，注意药物的不良反应和药物相互作用。

杨涤教授病例点评

MAC 广泛存在于自然界中，鸟分枝杆菌病也是艾滋病患者较为常见的并发症。由于鸟分枝杆菌病与结核病在临床上表现十分相似，且 MAC 生长更为缓慢，因此诊断较为困难。此病例在入院后经历了抗细菌治疗、诊断性抗结核治疗及诊断性抗真菌治疗后仍未明确诊断，患者自动出院，后因反复发热再次入院，经宏基因检测才明确诊断，而血培养结果是在 6 周时才出现阳性。可见，培养虽是 MAC 诊断的金标准，但因所需时间较长，可能会降低对治疗的指导意义。宏基因检测速度较快，但费用较高，对于难以确诊的患者可以根据病情及经济状况进行检测，以求尽快明确诊断，尽早治疗。另外，鸟分枝杆菌病的疗程也较长，持续的免疫重建是鸟分枝杆菌病获得良好预后的关键。

【参考文献】

1. Panel on Opportunistic Infections in Adults and Adolescents with HIV. Guidelines for the prevention and treatment of opportunistic infections in adults and adolescents with HIV：recommendations from the Centers for Disease Control and Prevention, the National Institutes and the HIV Medicine Association of the Infectious Diseases Society of America. [2024-02-28]. https://clinicalinfo.hiv.gov/sites/default/files/

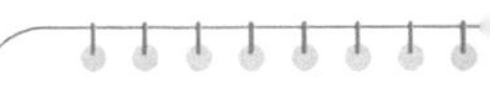

guidelines/documents/adult-adolescent-oi/guidelines-adult-adolescent-oi.pdf.

2. 中华医学会感染病学分会艾滋病丙型肝炎学组，中国疾病预防控制中心 . 中国艾滋病诊疗指南（2021 年版）. 中国艾滋病性病 . 2021，27（11）：1182-1201.

3. 中华医学会热带病与寄生虫学分会艾滋病学组 . 人类免疫缺陷病毒 / 艾滋病患者合并非结核分枝杆菌感染诊治专家共识 . 中华传染病杂志，2019，37（3）：129-138.

4. 黄葵，李勇 . AIDS 合并非结核分枝杆菌肺病的诊治进展 . 传染病信息，2017，30（2）：118-121.

5. 程睿僾，吴利先，王国富 . AIDS 合并非结核分枝杆菌肺病的研究进展 . 中国病原生物学杂志，2018，13（6）：671-680.

（王飒　整理）

病例 10
艾滋病合并血小板减少

病历摘要

【基本信息】

男性，25 岁。2020 年 11 月 05 日入院。

主诉：发现 HIV 抗体阳性 3 周，血小板减少 2 周。

现病史：患者 3 周前体检发现 HIV 抗体筛查试验阳性，补充试验阳性。2 周前于我院门诊准备启动 ART，服药前检查 $CD4^+$ T 淋巴细胞计数 219 个 /μL，血常规 PLT 25.00 × 10^9/L，血 HIV 载量：127 383 copies/mL。患者周身无出血点，无鼻衄及牙龈出血。2020 年 10 月 22 日启动抗病毒治疗，方案为替诺福韦 + 拉米夫定 + 依非韦伦（TDF+3TC+EFV），完善骨髓穿刺，骨髓涂片回报：有核细胞增生明显活跃，巨核细胞产板功能欠佳。同时应用注射用人

白细胞介素 -11 升血小板，患者血小板升至 60.00×10^9/L 后出院。1 天前患者胸背部及左前臂出现搔抓样出血点，伴乏力，无头晕、恶心、腹泻，无鼻衄、牙龈出血，今日我院门诊查血常规提示 PLT 9.00×10^9/L，为进一步诊治收住院。

患者自发病以来，精神一般，食欲可，大小便正常，睡眠可。近期体重无下降。

流行病学史：同性性行为史 2 年，否认输血史及静脉吸毒史。

既往史：平素健康状况良好，否认高血压、冠心病、糖尿病病史，否认其他传染病病史，否认食物、药物过敏史，否认手术外伤史。

个人史：无地方病疫区居住史，无传染病疫区生活史，无冶游史，否认吸烟史，否认饮酒史，未婚未育。

【体格检查】

体温 37℃，脉搏 73 次 / 分，呼吸 20 次 / 分，血压 126/75 mmHg，身高 180 cm，体重 63 kg。

患者神志清楚。胸背部及左前臂可见搔抓样出血点，压之不褪色，未见水肿，全身浅表淋巴结未触及异常肿大。睑结膜无出血，鼻腔无出血，牙龈无出血。颈软无抵抗，双肺呼吸音清，未闻及干湿啰音及胸膜摩擦音。心率 73 次 / 分，律齐，各瓣膜听诊区未闻及病理性杂音。腹部平坦柔软，全腹无压痛及反跳痛，腹部未触及包块，肝、脾、胆囊未触及，Murphy 征阴性，麦氏点无压痛，肠鸣音正常，4 次 / 分。四肢肌力、肌张力正常，双侧 Babinski 征阴性，Kernig 征阴性，Brudzinski 征阴性。

【辅助检查】

血常规：WBC 5.23×10^9/L，HGB 158.00 g/L，PLT 9.00×10^9/L。

梅毒、乙肝、丙肝（–）。疱疹组合：HSV-Ⅰ-IgG 阳性反应，

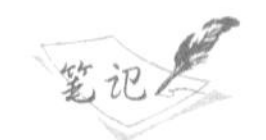

HSV-Ⅰ-IgM 阴性反应。肺炎支原体抗体：阳性反应（1 ∶ 40）。弓形体组合、CMV-IgM、EBV-IgM、新型隐球菌抗原、结核抗体均阴性。真菌 D- 葡聚糖、白介素 -6、ESR、降钙素原均正常。

$CD4^+$ T 淋巴细胞计数：273 个 /μL。

凝血：Fb 189.00 mg/dL，PTA 82.00%，FDP 0.07 μg/mL，DD 0.04 mg/L。

贫血三项：叶酸 4.44 ng/mL，维生素 B_{12} 359.00 pg/mL，铁蛋白 288.30 ng/mL。

尿便常规、肿瘤系列、甲状腺功能均正常。

腹部超声：肝胆脾胰肾未见明显异常。

【诊断】

HIV 感染（无症状期）、血小板减少性紫癜。

【治疗经过】

入院后急查血常规 WBC 5.70×10^9/L，PLT 7.0×10^9/L。11 月 6 日开始给予泼尼松龙 60 mg 口服每日 1 次联合丙种球蛋白 25 g 静脉滴注每日 1 次，粒细胞集落刺激因子辅助升血小板，同时将 ART 方案调整为替诺福韦 + 拉米夫定 + 多替拉韦（TDF+3TC+DTG）。11 月 7 日复查血常规：PLT 45.00×10^9/L。11 月 9 日复查 PLT 164.00×10^9/L，丙种球蛋白使用 5 天后停用。11 月 12 日复查 $CD4^+$ T 淋巴细胞计数 504 个 /μL。11 月 16 日复查 PLT 376.0×10^9/L。

病例分析

1. HIV 感染（无症状期）

诊断依据：患者青年男性，有同性性行为史，体检发现 HIV 抗

体筛查试验阳性，补充试验阳性，我院查 $CD4^+$ T 淋巴细胞计数 219 个 /μL，无 AIDS 指征性疾病证据，故诊断。

2. 血小板减少性紫癜

（1）诊断依据：患者两次在我院化验血常规均提示血小板减少，腹部超声未提示脾大，骨髓巨核细胞产板功能欠佳，除外其他感染、自身免疫性疾病、甲状腺疾病、骨髓增生异常综合征、再生障碍性贫血、脾功能亢进、药物所致血小板减少等情况，考虑诊断 HIV 相关性血小板减少性紫癜。

（2）发病机制：HIV 可感染造血干细胞，且会损害所有造血谱系（淋巴细胞、粒细胞、红细胞或血小板）的生成。HIV 还可产生抑制造血的促炎症细胞因子从而抑制骨髓。

（3）治疗：①对于存在重度血小板减少 [血小板计数＜（20 ～ 30）× 10^9/L] 的患者，可启动特异性治疗（糖皮质激素或静脉用免疫球蛋白）。糖皮质激素分为常规剂量泼尼松 [1 mg/（kg · d），2 ～ 3 周后减量] 和大剂量地塞米松（40 mg/d × 4 d，1 ～ 3 个周期）两种方案。静脉免疫球蛋白有 0.4 g/（kg · d）× 5 d 和 1.0 g/（kg · d）× 1 ～ 2 d 两种给药方案。②如果血小板减少患者发生有临床意义的出血，则输注血小板。③对于其他情况尚可 [轻至中度血小板减少，血小板计数＞（40 ～ 50）× 10^9/L] 的患者，如果没有接受 ART，则可单用 ART。在一些罕见病例中，HIV 相关 ITP 会随着 ART 的启用出现暂时恶化（例如，免疫重建炎症综合征的表现），但改善的可能性很高。

郜桂菊教授病例点评

该患者为青年男性，有同性性行为史，HIV 抗体初筛及确证试

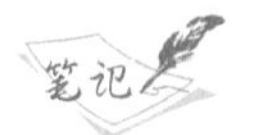

验阳性，$CD4^+$T 淋巴细胞计数＞ 200 个 /μL，HIV 感染诊断明确。结合患者临床表现、体格检查及实验室检查，血小板减少性紫癜诊断成立。HIV 相关血小板减少性紫癜是 HIV 感染较为常见的首发症状，HIV 感染者因周身出现紫癜或出血点，就诊时查血常规发现血小板减少，进一步完善检查发现 HIV 感染。HIV 感染是造成血小板减少的原因之一，主要致病机制是 HIV 感染可导致骨髓生成减少而致血小板减少。血小板减少症应注重病因诊断，该病例经过全面检查，除外了其他感染、自身免疫性疾病、甲状腺疾病、骨髓增生异常综合征、再生障碍性贫血、脾功能亢进、药物所致血小板减少等情况，结合 HIV 感染情况，考虑血小板减少与 HIV 感染相关。治疗原则是治疗原发病，为避免因血小板过低引起致命性出血，可采取血小板输注、药物治疗等方式。该患者予以积极抗 HIV 治疗，激素联合丙种球蛋白、促血小板生成素等药物治疗，患者病情缓解。

【参考文献】

1. 中华医学会感染病学分会艾滋病丙型肝炎学组，中国疾病预防控制中心．中国艾滋病诊疗指南（2021 年版）. 中国艾滋病性病，2021，27（11）：20.
2. VISHNU P，ABOULAFIA D M. Haematological manifestations of human immune deficiency virus infection. British Journal of Haematology，2015，171（5）：695-709.
3. CHOI S Y，KIM I，KIM N J，et al. Hematological manifestations of human immunodeficiency virus infection and the effect of highly active anti-retroviral therapy on cytopenia. Korean J Hematol，2011，46：253.

（徐秋华 整理）

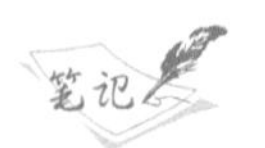

病例 11
艾滋病合并进行性多灶性白质脑病

病历摘要

【基本信息】

男性，39 岁，2021 年 12 月 31 日入院。

主诉：左侧肢体活动不利、视物模糊 2 个月，发现 HIV 抗体阳性 5 天。

现病史：患者 2 个月前无明显诱因出现左手打字不灵活、左下肢行走无力，双眼视物模糊，伴健忘，无明显头痛、头晕、恶心、呕吐、神志障碍、咳嗽、发热、盗汗等症状，就诊于北京某中医院，MRI 检查提示“双侧大脑半球及胼胝体压部异常信号”；给予针灸治疗（具体不详）。因上述症状逐渐加重，患者于 5 天前转至某医院，考虑颅内多发占位病变，体检发现 HIV 抗体阳性，待确证试验确诊。

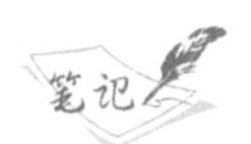

查 HIV-RNA 52 415 copies/mL，$CD4^+$T 淋巴细胞计数 41 个 /μL。为求进一步诊治收入院。

流行病学史：6 年前曾有同性性行为史。

既往史：平素健康状况一般，否认高血压、冠心病、糖尿病病史，否认其他传染病病史，否认食物、药物过敏史，否认手术外伤史。

个人及婚育史：无地方病疫区居住史，无传染病疫区生活史，无冶游史，否认吸烟史，否认饮酒史，未婚未育。

【体格检查】

体温 37.1℃，脉搏 85 次 / 分，呼吸 19 次 /分，血压 147/87 mmHg，体重 65 kg。

患者发育正常，营养中等，体形消瘦，慢性病容，表情自如，蹒跚步态，平车推入病房，神志清楚，查体合作。双眼视力明显下降，双侧瞳孔等大等圆，双侧瞳孔对光反射灵敏，眼球运动正常，口角向右歪斜，左侧鼻唇沟变浅，颈软无抵抗，左侧肢体活动障碍，双下肢无水肿，左上肢肌力约 4 级，左下肢近端肌力 4 级、远端肌力 1 级，四肢肌张力正常，腹壁反射正常引出，双侧肱二、三头肌腱反射、膝腱反射、跟腱反射正常引出，双侧 Babinski 征阴性，踝阵挛阴性，扑翼样震颤阴性，Kernig 征阴性，Brudzinski 征阴性。

【辅助检查】

头颅 MRI 增强（图 11-1）：双侧顶叶、右侧颞、额叶及胼胝体压部白质病变，符合进行性多灶性白质脑病。

脑组织活检病理:（右顶枕脑白质病变）少许脑组织，胶质细胞增生，间质内见大量泡沫样细胞，结合分子检测结果，符合进行性多灶性白质脑病。JC 病毒荧光定量阳性。

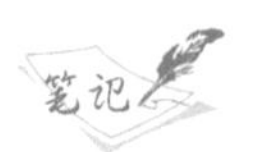

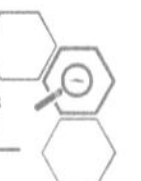

（全血）EB 病毒核酸检测：EBV-DNA 1.46×10^4 copies/mL。

血常规：WBC 3.70×10^9/L，NE% 63.00%，NE 2.33×10^9/L，LY% 21.60%，LY 0.80×10^9/L，MO% 10.30%，MO 0.38×10^9/L，HGB 133.00 g/L，PLT 165.00×10^9/L。肝功能：ALT 38.3 U/L，AST 27.8 U/L，TBIL 6.4 μmol/L，DBIL 2.1 μmol/L，TP 81.8 g/L，ALB 43.4 g/L，GLO 38.4 g/L，A/G 1.1，CHE 6442 U/L。肾功能：UREA 4.71 mmol/L，CREA 58.7 μmol/L，URCA 289.0 μmol/L，eGFR 123.7 mL/（min · 1.73 m^2）。肿瘤系列：AFP 2.55 ng/mL，CEA 1.0 ng/mL，CA19-9 6.8 U/mL，CA15-3 7.3 U/mL。$CD4^+$T 淋巴细胞计数 33 个 /μL，HIV-RNA 50 137 copies/mL。

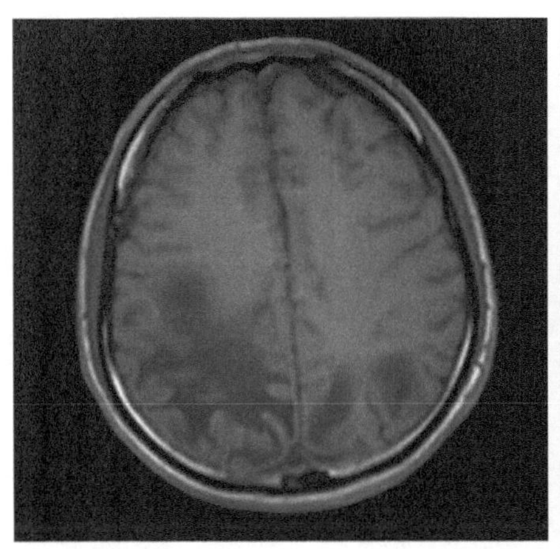
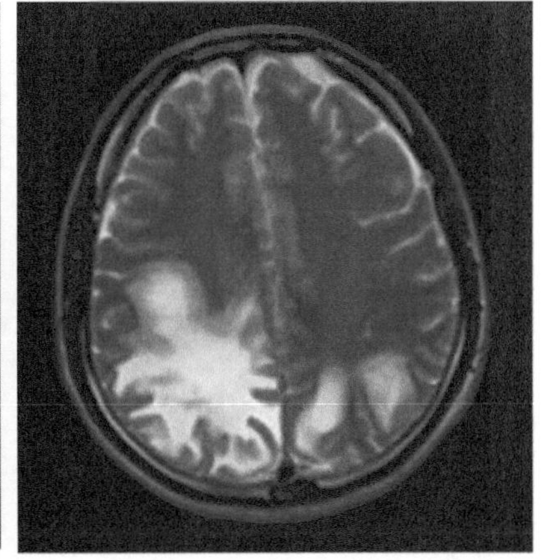

图 11-1　头颅 MRI 增强

【诊断】

艾滋病、进行性多灶性白质脑病。

【治疗经过】

入院后暂予以奥拉西坦改善脑功能，其他对症、支持治疗。治疗后患者仍左侧肢体活动不利，双眼视力进行性下降，并逐渐出现舌头活动不灵活，间断头痛，提示脑部病变进展，于 2022 年 1 月

12 日启动 ART（比克恩丙诺片），并在全身麻醉下用导航引导行脑病变活检，过程顺利，术后伤口对合好，无渗出。病理结果回报：（右顶枕脑白质病变）灰白组织，JC 病毒检测阳性，符合进行性多灶性白质脑病（progressive multifocal leukoencephalopathy，PML）。据此考虑 PML 诊断明确。患者启动 ART 后无明显药物不良反应，病情相对平稳，出院。

病例分析

（1）病例特点：患者青年男性，6 年前曾有同性性行为史；入院主要表现为左侧肢体活动不利、双眼视物模糊、健忘、间断头痛。查体：蹒跚步态，平车推入病房，神志清楚，查体合作。双眼视力明显下降，双侧瞳孔等大等圆，双侧瞳孔对光反射灵敏，眼球运动正常，口角向右歪斜，左侧鼻唇沟变浅，颈软无抵抗，左侧肢体活动障碍，左上肢肌力约 4 级，左下肢近端肌力 4 级、远端肌力 1 级，四肢肌张力正常。

（2）诊疗思路：①进行性多灶性白质脑病：患者艾滋病基础，主要表现为左侧肢体活动不利、双眼视物模糊、健忘、间断头痛；蹒跚步态，双眼视力明显下降，左侧肢体活动障碍、肌力下降；头颅 MRI 提示符合 PML 表现；脑组织活检病理提示 JC 病毒荧光定量阳性，结合分子检测结果，符合 PML。②艾滋病：患者有长期同性性行为史，为 HIV 高危人群，发现 HIV 抗体阳性，$CD4^{+}T$ 淋巴细胞计数明显低下，PML 诊断明确；艾滋病诊断明确。③目前 PML 无特效抗病毒治疗，针对 HIV 感染患者尽快启动 ART 是改善 PML 预后的有效治疗手段，结合该患者特点选择能短期快速抑制病毒的方案

（比克恩丙诺片），启动 ART。

倪量教授病例点评

PML 是一种严重的中枢神经系统脱髓鞘病变。该病由 JC 病毒引起，通常仅在免疫缺陷患者中检测到。文献报道在 20% ～ 40% 没有 PML 的 HIV 感染者中和 60% ～ 80% 的 PML 患者中检测到 JC 病毒，HIV 感染与 PML 密切相关。目前 82% 的 PML 患者为 HIV 感染者，已被定义为艾滋病的机会性感染之一，半数以上患者在诊断后两年内死亡。JC 病毒通过白细胞到达中枢神经系统，主要影响少突胶质细胞，以及组成髓鞘的细胞，这种破坏在大体上表现为多灶性脱髓鞘。病灶主要位于大脑白质。

（1）症状和体征：PML 的症状多样，但其临床表现和病程有共同特点。认知障碍、单侧瘫和轻瘫极为常见，也可见语言甚至视力障碍。这些病变可能是孤立的，开始可表现为共济方面的散在病变，迅速导致明显的功能障碍，并可出现癫痫发作。

（2）辅助检查：应用 PCR 方法检测脑脊液或脑组织中有 JC 病毒，可做出诊断。在没有病毒检测的情况下，当影像学检查和临床表现兼容时，可做出临床诊断。① MRI 对于检测病灶的数量和大小较为敏感，是诊断 PML 的首选，病变多为非对称性。PML 早期病灶都很小，可出现十分离散的、局灶性的、孤立的病灶，PML 可出现在脑部的任何部位，没有特征性的易感部位。病灶通常出现在顶枕区或脑室周围，但小脑也会累及。②脑脊液检查总蛋白含量通常轻度升高，细胞增多十分罕见，脑脊液均应当检测 JC 病毒。临床和放射学检查疑诊且 JCV-PCR 阳性时，确诊的可能性较大。③脑活检组

织病理学典型特点：脱髓鞘、变形的星形胶质细胞和增大的少突胶质细胞核。可以通过免疫组化、原位杂交、PCR 或电镜技术找到 JC 病毒病原学证据。

（3）治疗：PML 没有特异性治疗方法，及早进行 ART 是有效的治疗手段。在 HIV 相关 PML 的幸存者中，如果在病程早期开始 ART，44% ～ 83% 的患者可达到临床稳定或有所改善。ART 是目前被证实对 PML 治疗有效的方法。抗病毒治疗后出现免疫重建炎症综合征，可考虑使用糖皮质激素。

（4）预后：PML 复发的风险尚不清楚，但在最初就诊数年后，尽管继续 ART 使病毒得到抑制，但在 HIV 相关 PML 中报道了罕见的复发病例。

【参考文献】

1. LIMA M A. Progressive multifocal leukoencephalopathy：new concepts. Arq Neuropsiquiatr，2013，71（9-B）：699-702.
2. TAN C S，KORALNIK I J. Beyond progressive multifocal leukoencephalopathy：expanded pathogenesis of JC virus infection in the central nervous system. Lancet Neurol，2010，9（4）：425-437.
3. FERENCZY M W，MARSHALL L J，NELSON C D S，et al. Molecular biology，epidemiology，and pathogenesis of progressive multifocal leukoencephalopathy，the JV virus-induced demyelinating disease of the human brain. Clin Microbiol Rev，2015，25（3）：471-506.
4. BELTRAMI S，GORDON J. Immune surveillance and response to JC virus infection and PML. J Neurovirol，2014，20（2）：137-149.
5. ENGSIG F N，HANSEN A B，OMLAND L H，et al. Incidence，clinical presentation，and outcome of progressive multifocal leukoencephalopathy in HIV-infected patients during the highly active antiretroviral therapy era：a nationwide

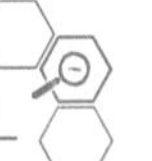

cohort study. J Infect Dis，2009，199：77-83

6. TAN C S，KORALNIK I J. Beyond progressive multifocal leukoencephalopathy：expanded pathogenesis of JC virus infection in the central nervous system. Lancet Neurol，2010，9（4）：425-437.
7. BELLIZZI A，ANZIVINO E，RODIO D M，et al. New insights on human polyomavirus JV and pathogenesis of progressive multifocal leukoencephalopathy. Clin Dev Immunol，2013，1：839719-839735.
8. LIMA M A，BERNAL-CANO F，CLIFFORD D B，et al. Clinical outcome of long-term survivors of progressive multifocal leukoencephalopathy. J Neurol Neurosurg Psychiatry，2010，81：1288-1291.
9. CROSSLEY K M，AGNIHOTRI S，CHAGANTI J，et al. Recurrence of progressive multifocal leukoencephalopathy despite immune recovery in two HIV seropositive individuals. J Neurovirol，2016，22：541-545.

（倪量　整理）

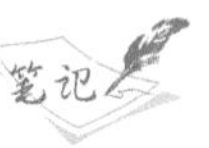

病例 12
艾滋病合并格林 - 巴利综合征

病历摘要

【基本信息】

男性，45 岁。2020 年 9 月 29 日入院。

主诉：肢体无力 2 个月，发现 HIV 抗体阳性 1 周。

现病史：患者 2 个月前抬重物时突然出现肢体肌力一过性下降，3 天后出现右侧小腿抽筋，伴右足不适，逐渐出现走路轻度跛行，右腿肌力进行性下降。1 个多月前出现双下肢无力，1 个月前出现双手麻木无力，逐渐出现双手、双上肢上抬障碍，病程中无发热、咳嗽、咳痰、腹泻等不适。先后就诊于两家医院行头颅、颈椎、腰椎核磁共振检查未发现明显异常，考虑格林 - 巴利综合征。2 周前就诊于某医院，行腰椎穿刺（具体结果不详），诊断为格林 - 巴利综合征，给

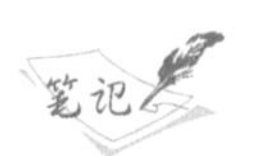

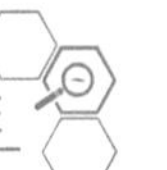

予丙种球蛋白治疗 5 天（用量不详），患者双下肢、双上肢肌力逐渐恢复至可以站立、缓慢行走，双上肢可以上抬。1 周前发现 HIV 抗体阳性，确证试验阳性。今患者及家属为求进一步治疗来我院，门诊以“HIV 阳性、格林 – 巴利综合征”收入我科。发病以来患者神志清，精神可，饮食睡眠可，大小便正常，体重下降约 5 kg。

既往史：2 年前曾患右侧颜面部带状疱疹。

流行病学史：否认高危性行为史。

个人史：否认吸烟、饮酒史，未婚未育。

【体格检查】

体温 36.5℃，脉搏 78 次 / 分，呼吸 19 次 / 分，血压 120/80 mmHg。

患者神志清楚，精神正常，自主体位，查体合作。全身皮肤黏膜颜色正常，双肺呼吸音清，未闻及干湿啰音及胸膜摩擦音。心率 78 次 / 分，心律齐，腹部柔软，全腹无压痛及反跳痛，双下肢无水肿。四肢触觉、痛温觉正常，运动觉、位置觉正常。双侧肢体肌张力正常，双上肢近端肌力 4 级，远端肌力 3 级；双下肢近端肌力 4 级，远端肌力 3+ 级，病理征阴性，脑膜刺激征阴性，双侧膝腱反射未引出。

【辅助检查】

血常规：WBC 6.12×10^9/L，NE% 55.60%，RBC 4.85×10^{12}/L，HGB 146.00 g/L，PLT 214.00×10^9/L。

肝功能：ALT 36.5 U/L，AST 22.0 U/L，ALB 39.1 g/L，GLO 44.8 g/L，A/G 0.9。

CRP 1.3 mg/L，PCT ＜ 0.05 ng/mL。

HIV-RNA 93 380 copies/mL。

$CD4^+$ T 淋巴细胞计数 338 个 /μL，$CD4^+$T 淋巴细胞 /$CD8^+$T 淋巴细胞 0.29。

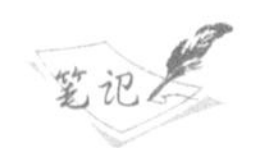

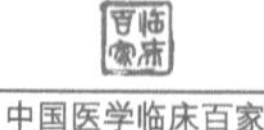

血及脑脊液弓形体、风疹病毒、HSV-1、HSV-2、CMV抗体：阴性。

EBV-DNA阴性。肺炎支原体阴性。

腰椎穿刺：脑脊液无色透明，脑脊液总细胞25个/μL，脑脊液白细胞15个/μL，脑脊液单核细胞百分比100%；脑脊液生化检验：UCFP 86.8 mg/dL，GLU 4.02 mmol/L，Cl^- 125.8 mmol/L。脑脊液墨汁染色、脑脊液抗酸染色：阴性。

肌电图：右正中神经损害，左正中神经、双尺神经运动纤维损害，双上肢神经源性损害（C_6水平），双下肢周围神经源性损害，自主神经功能检查未见明显异常。

头颅CT平扫：脑干斑片状低密度影。头颅MRI增强：未见明显异常。

【诊断】

HIV感染、格林－巴利综合征。

【治疗经过】

患者诊断为HIV感染、格林－巴利综合征，入院后启动抗病毒治疗，方案为替诺福韦＋拉米夫定＋克力芝（TDF+3TC+LPV/r），同时给予营养神经、肢体康复治疗及对症支持治疗。患者四肢近端及远端肌力逐渐恢复至5级，痛觉、温度觉及针刺觉正常，好转出院。

【随访】

出院后规律抗病毒治疗及肢体康复治疗，患者四肢肌力恢复正常，半年后复查HIV-RNA＜40 copies/mL，$CD4^+T$淋巴细胞计数608个/μL，$CD4^+T$淋巴细胞/$CD8^+T$淋巴细胞0.44。

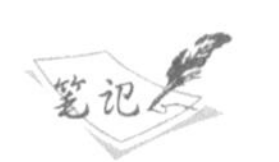

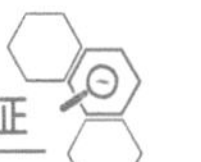

病例分析

格林－巴利综合征，又名吉兰－巴雷综合征（Guillain-Barré syndrome，GBS），是属于免疫介导的急性多神经病，通常由前驱感染诱发。临床特征为急性起病，临床症状多在 2 周左右达到高峰，表现为多发神经根及周围神经损害，常有脑脊液蛋白 - 细胞分离现象，多呈单时相自限性病程。关于 GBS 的发病，目前普遍认为与微生物感染有关，常见导致 GBS 的前驱感染病原微生物主要包括空肠弯曲菌、肺炎支原体、流感嗜血杆菌、弓形虫（toxoplasma gondii，TOX）、巨细胞病毒（cytomegalovirus，CMV）、EB 病毒、风疹病毒（rubella virus，RUB）、单纯疱疹病毒（herpes simplex virus，HSV）、登革热病毒、寨卡病毒，以及有文献报道 COVID-19 也可以引起 GBS 的发生。

HIV 作为一种嗜神经病毒，可以损伤神经系统的各个部位包括周围神经、脊髓及大脑。在 HIV 感染的各个阶段都可以发生周围神经损伤，且发病率及致残率均较高。目前认为 GBS 可以出现在 HIV 感染的各个阶段，并可以作为 HIV 感染的首发症状出现。治疗方面，HIV 感染合并 GBS 的患者，与普通患者类似，以静脉注射免疫球蛋白（intravenous immunoglobulin，IVIG）及血浆置换为主。

预后方面，大部分 GBS 患者病情在 2 周内达到高峰，继而持续数天至数周后开始恢复，少数患者在病情恢复过程中出现波动。多数患者神经功能在数周至数月内基本恢复，少数遗留持久的神经功能障碍。

目前我国 HIV 感染人数仍在不断增加，与 HIV 感染相关的神经系统疾病也在逐步增加。对于合并 GBS 患者，应加强对于 HIV 的筛

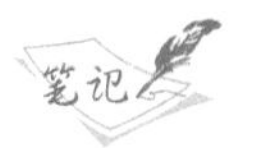

查，尤其对于可能处于急性期的 HIV 感染患者要及时完善 HIV 筛查，早诊断、早治疗。

杨涤教授病例点评

HIV 合并 GBS 的原因可能为 HIV 本身所致，也可能为其他病原微生物。如为 HIV 本身所致，一般发生在 HIV 感染的急性期，如为其他病原所致，可能发生在 HIV 的各个时期。发病前可能有前驱感染的表现。此病例从既往 2 年前曾患带状疱疹推断，目前可能已经不是 HIV 感染的急性期。2019 年的《中国吉兰 – 巴雷综合征诊治指南》提出，对于病程 2 周以内的 GBS 应用丙种球蛋白治疗，但对于发病 2 周以上的患者，基于此病多数为自限性，且丙种球蛋白的费用昂贵，是否有必要进行丙种球蛋白治疗仍存在争议。本病例在病程 1.5 个月时在外院应用了丙种球蛋白，入我院后给予对症支持治疗及抗 HIV 治疗，也获得了良好的预后。

【参考文献】

1. 苗冉，李务荣，梁洪远，等. HIV 感染合并吉兰 – 巴雷综合征 8 例临床分析. 中风与神经疾病杂志，2021，38（9）：819-824.
2. 中国吉兰 – 巴雷综合征诊治指南 2019. 中华神经科杂志，2019（11）：877-882.
3. 刘杰，王利娟，吴兆媛，等. 格林 – 巴利综合征患者神经系统感染病毒抗体谱分析. 国际检验医学杂志，2018，39（23）：2849-2852，2856.
4. 韩红，梁璐，于学忠，等. 以格林巴利综合征为首发症状的艾滋病急性感染期患者 1 例. 中国医学科学院学报，2006（3）：321.

（段毓姣　整理）

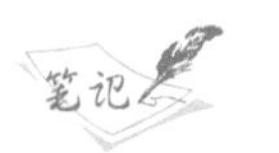

病例 13
艾滋病合并 CMV 脑炎

病历摘要

【基本信息】

男性，48 岁。2016 年 5 月 14 日入院。

主诉：行走不稳 1 个月，言语不清，HIV 抗体阳性半个月。

现病史：患者 1 个月前无明显诱因出现行走不稳，下肢乏力，无明显麻木及感觉减退，无发热，半个月前出现言语不清，视物模糊，无复视，伴头晕，间断流涎，无头痛，无恶心、呕吐，无意识障碍，无二便失禁，在某医院行 MRI 提示颅内多发异常信号灶，查 HIV 抗体阳性，确证试验阳性。

流行病学史：静脉注射海洛因 10 余年，否认不洁性行为史，否认输血史。

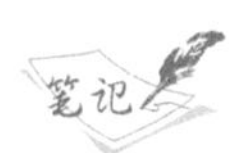

既往史：既往体健，无特殊病史，否认外伤手术史，否认药物过敏史。

个人史：云南出生，并长期居住于云南，无地方病疫区居住史，无传染病疫区生活史，无冶游史，吸烟 20 余年，每天 20 ～ 40 支，间断少量饮酒，无酗酒史。已婚，爱人 HIV 阳性。

家族史：爱人为 HIV 阳性，否认家族遗传史。

【体格检查】

体温 36.2 ℃，脉搏 70 次 / 分，呼吸 20 次 / 分，血压 110/70 mmHg。

患者反应迟钝，交流困难，指令动作欠合作，周身无皮疹，全身浅表淋巴结未触及异常肿大，双侧瞳孔等大等圆，双侧瞳孔对光反射灵敏，左侧鼻唇沟变浅，额纹变浅，不能皱眉，口腔黏膜未见白斑，颈软无抵抗，心肺腹未见异常。上肢肌力、肌张力正常，下肢肌力 4+ 级，肌张力正常，双下肢皮肤针刺感觉减退，腹壁反射正常引出，膝腱反射、跟腱反射减弱，双侧 Babinski 征阴性，Kernig 征阴性，Brudzinski 征阴性。

【辅助检查】

外周血 $CD4^{+}$T 淋巴细胞计数 107 个 /μL，HIV-RNA 339 224 copies/mL，WBC 4.21×10^{9}/L，NE% 40.60%，HGB 115.0 g/L，PLT 125.0×10^{9}/L，真菌 D- 葡聚糖检测＜ 10 pg/mL，CRP 1.30 mg/L，ESR 20.0 mm/h，PCT ＜ 0.05 ng/mL，痰、尿、便涂片及培养（–），血培养（–），新型隐球菌抗原（–），CMV-PP65 抗原（–），CMV-IgM、CMV-DNA 均（–），CMV-IgG（+），EBV-DNA（–），弓形体抗体（–），单纯疱疹病毒抗体（–），IGRAs（–），梅毒（–）。

腰椎穿刺脑脊液：外观无色透明，压力 55 mmH_2O，蛋白 102.9 mg/dL，脑脊液糖 3 mmol/L，氯化物 130.7 mmol/L，总细胞

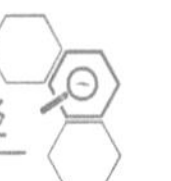

400 个 /μL，白细胞 9 个 /μL，单核细胞百分比 35%，多核细胞百分比 65%，第 1 ～ 5 管糖（+），潘氏试验（+），涂片未见细菌，脑脊液抗酸（–），墨汁染色未见新型隐球菌，涂片病理检查未见恶性细胞，TRUST（–），TPPA（–），新型隐球菌抗原（–），TOX-IgM（–），TOX-IgG（–），HSV-Ⅰ-IgM（–），HSV-Ⅱ-IgM（–），CMV-IgM（–），CMV-DNA（–），TB-PCR（–），HIV-RNA 109 860 copies/mL，细菌培养（–）。

头颅 MRI：颅内多发异常信号病变，考虑感染性病变，艾滋病脑病可能性大（图 13-1）。

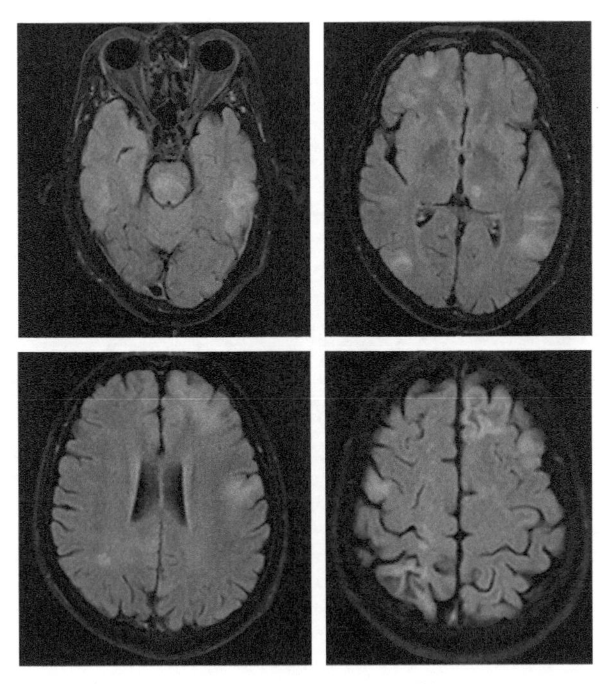

图 13-1　头颅 MRI（治疗前）

胸部 CT：两肺内散在小结节灶，性质待定，真菌感染？右肺中叶节段性炎性实变，右肺上叶后段、右下叶背段少许炎症。左肺尖少许间隔旁型肺气肿。两侧腋窝及纵隔内多发小淋巴结。两侧胸腔少量积液。

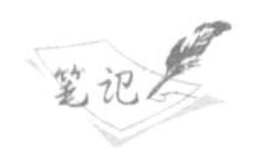

腰椎 MRI：腰椎退行性改变，腰椎间盘变性。

肌电图：周围神经源性损害，双侧面神经损害。

眼底、脑电图、视觉诱发电位：均未见异常。

【诊断】

艾滋病、CMV 脑炎。

【治疗经过】

给予替诺福韦＋拉米夫定＋依非韦伦（TDF+3TC+EFV）ART，营养神经对症治疗后，疗效不佳。患者神经功能损害进展（呛咳，不能行走、运动），痴呆进行性加重，意识不清，昏迷，无惊厥抽搐，瞳孔直径左 3 mm，右 2 mm，对光反射存在，颈抵抗阳性。进行了立体定向脑活检术，术后病理（颅内占位性病变）：镜下见神经纤维组织内泡沫样细胞积聚，纤维组织增生，少量细胞核大，可见核内包涵体，考虑 CMV 感染（图 13-2）。

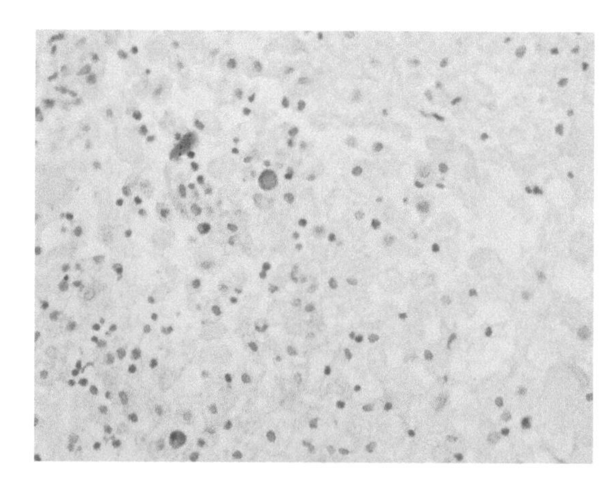

图 13-2 颅内病灶活检病理

治疗予以膦甲酸钠 3 g 每 8 小时一次，联合更昔洛韦 0.25 g 每 12 小时一次抗 CMV，疗效明显，患者神志好转，由昏迷逐渐转为神志清楚，木僵逐渐缓解，痴呆好转，病情好转出院。

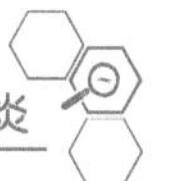

【随访】

患者坚持ART，抗CMV治疗近2年，病情好转，神志清楚，能够自理，智力明显恢复，$CD4^{+}T$ 淋巴细胞计数升至200个/μL后停抗CMV治疗，目前当地随诊。

病例分析

本病例在诊断方面的曲折性，体现了免疫功能缺陷患者的疾病特点，即病原的隐蔽性。

患者中年男性，艾滋病诊断明确。主要临床表现为神经系统病变。HIV感染者可合并多种不同病因的中枢神经系统病变，但CMV感染是其中不常见的一种，脑脊液CMV-DNA阳性可辅助诊断。但需要注意，CMV-DNA或CMV抗原可存在假阴性。在中枢神经系统疾病诊断不清的情况下，有必要及时请神经科医生评估脑活检的可行性，及时进行活检病理诊断，起到拨云见日的作用。本例患者在病灶见到包涵体，提示CMV感染，针对性抗感染治疗后患者“起死回生”。

CMV脑炎的精神状态改变需要与HIV相关脑病鉴别。CMV脑炎更多出现神志失常、意识不清及局灶神经病变。影像如见到颅内占位需要与弓形体脑炎、淋巴瘤、PML等颅内病变鉴别。还可以进行脑脊液高通量测序检测CMV，但需要注意对检测结果慎重解读。而病理仍是诊断的金标准，此外立体定向脑活检技术成熟，损伤较小，及时进行必要的脑活检可能是确定诊断的最佳选择。

王芳教授病例点评

巨细胞病毒（cytomegalovirus，CMV）属疱疹病毒科 β 亚科，为双股线性 DNA 病毒。隐性感染率高达 40% ～ 100%，感染者免疫功能正常时多无症状，当免疫功能降低时出现各种临床症状，称为 CMV 终末器官病，主要是由既往潜伏感染的 CMV 再活化致病。AIDS 合并 CMV 感染的临床表现最多见的是 CMV 视网膜炎，神经根炎、肺炎、食管炎、结肠炎、脑炎等较少见。在 ART 之前，CMV 神经系统疾病发病率达 2%，通常发生在 $CD4^+T$ 淋巴细胞计数小于 50 个 /μL 的患者中。CMV 脑炎的诊断标准：对出现相关临床表现或有其他部位 CMV 感染患者进行脑脊液检查，根据临床表现结合病原学（脑脊液 CMV-DNA 或 CMV-IgM 抗体阳性伴或不伴血中 CMV-IgM、CMV-DNA 阳性）结果做出诊断。症状多见冷漠、谵妄、意识恍惚及局灶神经症状，累及脑、脊髓、脊髓背侧神经根，还可合并其他 CMV 终末器官病。脑室脑炎患者病情进展快，表现为急性发病、局灶神经受损，常见颅神经麻痹或眼球震颤，可快速进展至死亡。脑脊液检查可见单核细胞增多为主，糖减低或正常水平，蛋白升高或正常水平，脑脊液无异常改变不能除外 CMV 脑炎。MRI 可表现为弥散性小结节性脑炎或脑室脑炎，或无特异性改变。极少出现局灶性环形强化、水肿及占位效应的病灶。弥漫小结节性脑炎以多发、弥漫分布微小结节为特征，广泛分布于皮层、基底节、脑干和小脑；脑室脑炎是 CMV 脑炎较为有特征的影像表现，可以作为与 HIV 相关神经认知障碍的鉴别点之一。MRI 表现为脑室进行性扩大，脑室周围扩大，T_2 加权像侧脑室旁信号增强。病灶活检表现为小胶质细胞结节，灰质多于白质，局灶脑实质坏死，脑室脑炎，伴局灶或弥

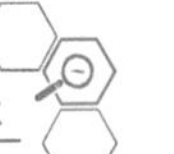

漫室管膜内膜或脑室周围组织破坏。在 HIV/AIDS 患者中，如果 CMV 脑炎不予治疗，死亡率接近 100%，出现神经系统症状后中位生存时间小于 2 个月。治疗以更昔洛韦联合膦甲酸钠静脉注射，直至症状改善，最佳疗程未知。此外需及时进行 ART，以达到免疫功能重建，尽管有发生免疫重建炎症综合征的可能，但通常 ART 不应晚于抗 CMV 治疗后 2 周。

CMV 脑炎预后不佳，在 ART 时代前，CMV 神经系统病变生存期低于 3 个月，ART 后预后得到改善，但具体不详。

【参考文献】

1. 斯崇文 . 感染病学 . 北京：人民卫生出版社，2004：204-210.
2. 中华医学会感染病学分会艾滋病丙型肝炎学组，中国疾病预防控制中心 . 中国艾滋病诊疗指南（2021 年版）. 中国艾滋病性病，2021，27（11）：20.
3. Panel on Opportunistic Infections in Adults and Adolescents with HIV. Guidelines for the prevention and treatment of opportunistic infections in adults and adolescents with HIV：recommendations from the Centers for Disease Control and Prevention，the National Institutes of Health，and the HIV Medicine Association of the Infectious Diseases Society of America. [2024-02-04]. https://clinicalinfo.hiv.gov/sites/default/files/guidelines/documents/adult-adolescent-oi/guidelines-adult-adolescent-oi.pdf.

（王芳　整理）

病例 14
艾滋病合并巨细胞病毒胃肠炎

病历摘要

【基本信息】

男性，36 岁。2020 年 12 月 23 日入院。

主诉：间断发热、恶心、呕吐伴腹泻半个月，发现 HIV 抗体阳性 3 天。

现病史：患者半个月前出现发热，体温波动在 38 ～ 40℃，伴恶心、呕吐，每天呕吐 1 ～ 2 次，呕吐物为胃内容物，伴腹泻，3 ～ 4 次 / 日，为稀水样便，无明显腹痛，无黏液脓血便，无里急后重感。无咳嗽、胸闷、腹痛、视力下降等不适，在当地诊所给予中成药、阿莫西林等治疗，症状无明显缓解，3 天前就诊于外院，发现 HIV 抗体筛查试验阳性，现为进一步诊疗收入院。

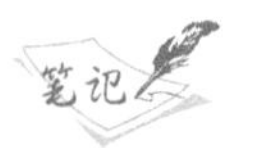

发病以来，患者精神、食欲差，小便基本正常，大便如上述，体重下降，具体不详。

流行病学史：否认不洁性行为史，否认输血史，否认吸毒史。

既往史：否认高血压、冠心病、糖尿病病史，否认其他传染病病史，否认食物、药物过敏史，否认手术外伤史。

个人史：吸烟史 17 年，平均 20 支 / 日，未戒烟。饮酒史 7 年，每日 100 g 白酒。

家族史：无特殊。

【体格检查】

体温 38℃，脉搏 110 次 / 分，呼吸 21 次 / 分，血压 125/85 mmHg，身高 177 cm，体重 70 kg。

患者神志清，精神弱，上臂皮肤可见纹身，周身未见皮疹，全身浅表淋巴结未触及异常肿大。口腔黏膜未见溃疡，咽后壁未见充血。颈软无抵抗，双侧甲状腺未触及肿大。双肺呼吸音粗，未闻及干湿啰音及胸膜摩擦音。腹部平软，全腹无压痛及反跳痛，移动性浊音阴性，四肢、关节未见异常，活动无受限，双下肢无水肿，四肢肌力、肌张力正常，双侧 Babinski 征阴性。

【辅助检查】

血常规：WBC 7.56×10^9/L，NE% 64.20%，HGB 117.00 g/L，PLT 257×10^9/L。肝肾功能、电解质、凝血功能、尿常规基本正常。

粪便常规 + 潜血：OB 阴性反应，BWG 绿色稀便，便镜检阴性。便涂片查霉菌：未见疑似酵母菌，未见菌丝，球杆比例 10 ∶ 1。（便）隐孢子虫阴性。寄生虫及幼虫鉴定（阿米巴）：便涂片查阿米巴原虫阴性。

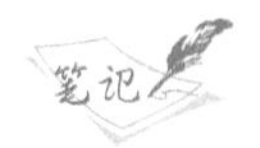

PCT 0.20 ng/mL。ESR 38.00 mm/h。CRP 35.1 mg/L。甲型流

感病毒抗原阴性，乙型流感病毒抗原阴性。真菌 D- 葡聚糖 /GM 试验阴性。TRUST 阴性，TPPA 阴性。乙肝、丙肝抗体及核酸均阴性。疱疹组合Ⅰ+Ⅱ型抗体 IgM、IgG：HSV-Ⅰ-IgG 阳性，HSV-Ⅰ-IgM 阴性，HSV-Ⅱ-IgG 阴性，HSV-Ⅱ-IgM 阴性。弓形体组合：TOX-IgG 阴性，TOX-IgM 阴性，巨细胞病毒抗体检测 IgM：CMV-IgM 阴性，EB-IgM 阴性。T-SPOT 阴性。

（血）CMV-DNA：1.58×10^3 copies/mL，EBV-DNA：5.46×10^3 copies/mL。

RET% 1.320%。特种蛋白：IgG 12.30 g/L，IgA 3.22 g/L，IgM 0.42 g/L，C_3 0.96 g/L，C_4 0.30 g/L，CER 0.41 g/L，RF ＜ 20 IU/mL，ASO 74 IU/mL。自身抗体阴性。

艾滋病毒抗体测定：HIV 抗体待确定。HIV-RNA 948 580 copies/mL。$CD4^+$T 淋巴细胞 3 个 /μL。HIV-RNA 耐药提示核苷类、蛋白抑制剂、整合酶抑制剂敏感，对非核苷类潜在耐药。*HLA-B5701* 基因型检测：阴性。

胸部 CT 平扫：左肺局限性肺气肿。

头颅 CT 平扫、腹盆 CT 平扫：未见明显异常。

心电图：窦性心动过速。

胃镜（图 14-1）：胃底、胃体黏膜弥漫片状充血、水肿，多发浅溃疡，覆白苔，周边黏膜增生改变，于胃体、胃底各取 2 块病理组织送检。胃窦黏膜片状充血水肿，见一处溃疡，取 1 块病理组织送检。诊断：胃多发溃疡，性质待定。

肠镜（图 14-2）：回盲瓣唇形，表面充血水肿及溃疡样病变，质地硬，钳取活检组织 2 块送病理检查。回盲末段黏膜斑片样水肿及斑点样糜烂，散在黏膜下出血点；所及降结肠以上结肠黏膜斑片样水肿及糜烂，散在黏膜下出血点。诊断：回肠末段炎、结

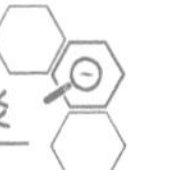

肠炎、回盲瓣溃疡。

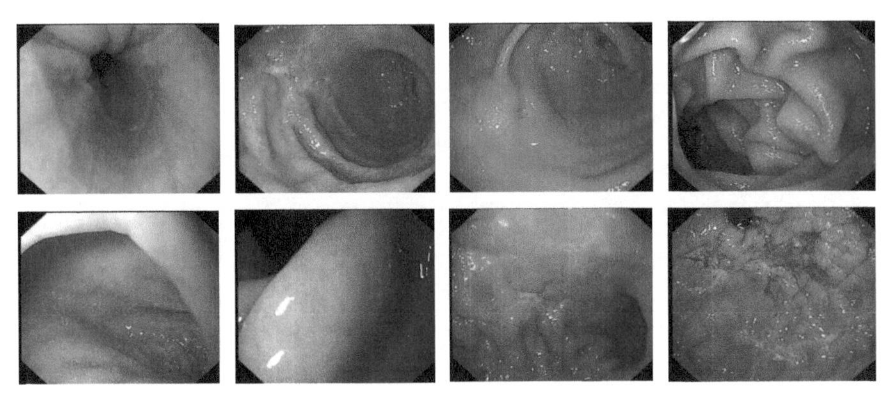

图 14-1 胃镜

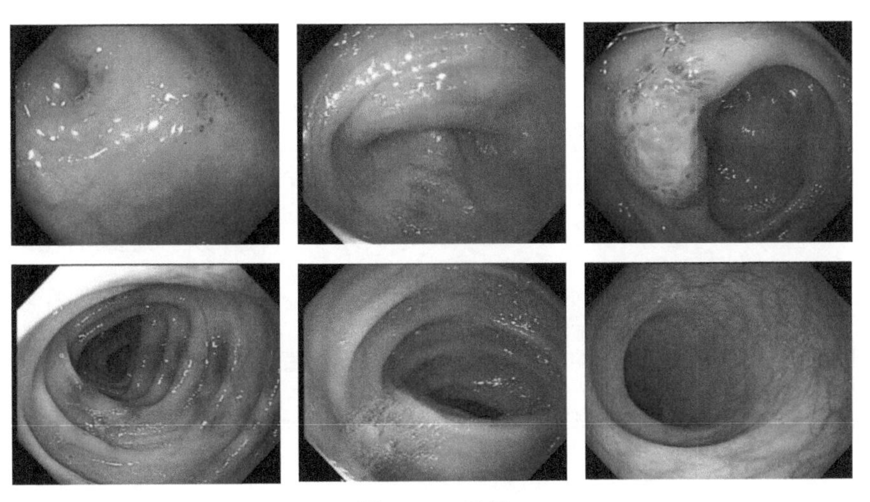

图 14-2 肠镜

胃镜病理：①（胃窦）幽门腺胃黏膜组织：呈轻度慢性炎症，伴局灶黏膜糜烂，部分上皮细胞及间质细胞内可见核内包涵体，结合原位杂交结果，符合 CMV 感染 [特染结果：Warthin-Starry（+）。原位杂交结果：CMV（+）]。②（胃体）幽门腺胃黏膜组织 2 块：呈慢性活动性炎症，局灶黏膜糜烂，部分上皮细胞及间质细胞内可见核内包涵体，结合原位杂交结果，符合 CMV 感染 [原位杂交结果：CMV（+）]。③（胃底）浅表胃黏膜组织 2 块：呈慢性活动性炎症，

部分上皮细胞及间质细胞内可见核内包涵体，结合原位杂交结果，符合 CMV 感染 [免疫组化结果：CK AE1/3（上皮细胞 +）。原位杂交结果：CMV（+）]。

肠镜病理：（回盲瓣）结肠黏膜组织 2 块：呈慢性活动性炎症，并见炎性坏死物，其内部分细胞内可见核内病毒包涵体，结合原位杂交结果，考虑为 CMV 感染 [免疫组化结果：CD68（+），CK AE1/3（上皮细胞 +），Ki-67（散在 +）。原位杂交结果：CMV（+）]。

【诊断】

艾滋病、CMV 胃炎、CMV 肠炎。

【治疗经过】

请眼科会诊查眼底：眼底未见异常，除外巨细胞病毒视网膜炎。

给予膦甲酸钠抗 CMV 治疗，根据患者体重（70 kg）计算药物剂量为膦甲酸钠每次 6 g，每 12 小时静脉滴注 1 次。患者消化道症状逐渐缓解，进食好转，大便开始成形，体温逐渐控制，在抗 CMV 治疗 10 天时启动 ART，方案为替诺福韦 + 拉米夫定 + 克力芝（TDF+3TC+LPV/r）。膦甲酸钠治疗 2 周后出院，嘱患者出院后继续口服更昔洛韦，每次 1 g，每日 3 次。

病例分析

CMV 属于 β - 疱疹病毒，有严格的宿主特异性，已经与其哺乳动物宿主共进化数百万年。CMV 通过肠道或消化道感染宿主，并建立起终身持续感染，可在溶原和复制阶段间切换。

CMV 胃肠炎常见的临床表现有体重减轻、发热、厌食、腹痛、腹泻和不适。在结肠，尤其是盲肠，CMV 可引起穿孔并表现为急腹

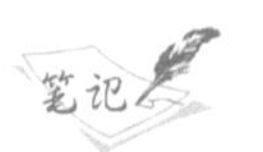

症。CT 可能显示结肠增厚或结肠肿块，易被误认为恶性肿瘤或其他机会性感染（opportunistic infection，OI）。出血和穿孔可能是危及生命的并发症。

CMV 胃肠炎的诊断通常是根据内镜及病理检查结果得出。内镜表现为黏膜溃疡，病理则是特征性的细胞核内或细胞质内包涵体及溃疡边缘的炎症反应。免疫组织化学也可用于检测组织中的 CMV。在没有组织病理学变化的情况下，从活检或从胃肠道刷出的细胞通过 PCR 技术检测出 CMV-DNA 不足以确定 CMV 胃肠炎的诊断，因为大量 $CD4^{+}T$ 淋巴细胞水平低的患者在没有临床疾病的情况下，CMV 只是在细胞中潜伏感染。

对于患有结肠炎或食管炎的患者，目前是建议抗 CMV 治疗 21 ～ 42 天或直至体征和症状消失。更昔洛韦（5 mg/kg 静脉滴注，每 12 小时 1 次）通常是首选疗法，一旦患者能够耐受口服药物，就可以改用口服缬更昔洛韦（900 mg 口服，每 12 小时 1 次）。膦甲酸钠（60 mg/kg 静脉滴注，每 8 小时 1 次或 90 mg/kg 静脉滴注，每 12 小时 1 次）可以作为替代治疗方案。

本患者有较明显的消化道症状，胃肠镜提示多发的溃疡糜烂、病理明确见到病毒包涵体，原位杂交提示 CMV 阳性，是一例较典型的 CMV 胃肠炎病例。

郜桂菊教授病例点评

CMV 是疱疹病毒家族中的一种双链 DNA 病毒，可导致免疫抑制的晚期 HIV 感染者出现播散性或局部终末器官疾病。多发生在先前感染 CMV 并经历潜伏感染再激活的个体中，也可能发生新病

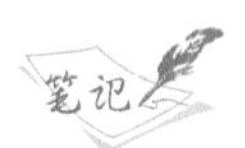

毒株的感染。由 CMV 引起的终末器官疾病发生在晚期免疫抑制的艾滋病患者中，通常是那些 $CD4^+$ T 淋巴细胞计数＜ 50 个 /μL 且未接受或未坚持抗反转录病毒治疗的患者。在接受 ART 并达到病毒学控制的患者中，CMV 终末器官疾病极为罕见。在有效的 ART 之前，估计 30% 的 AIDS 患者会出现 CMV 视网膜炎，为此类患者最常见的 CMV 终末器官疾病。随着强效 ART 的出现，CMV 终末器官疾病新病例的发病率下降了≥ 95%，对于已确诊 CMV 视网膜炎的患者，活动性病变的复发率大大低于强效 ART 之前的复发率。然而，即使对于那些免疫恢复足以保证停止抗 CMV 治疗（即 $CD4^+$T 淋巴细胞计数＞ 100 个 /μL）的患者，视网膜炎的复发率为 3%，并且已在 $CD4^+$T 淋巴细胞计数高达 1250 个 /μL 的患者中见到报道。因此，无论是否继续抗 CMV 治疗，都需要定期进行眼科随访。

5% ～ 10% 的 AIDS 和 CMV 终末器官疾病患者发生结肠炎。最常见的临床表现是体重减轻、发热、厌食、腹痛、腹泻和不适。在结肠，尤其是盲肠，CMV 可引起穿孔并表现为急腹症。一小部分患有 CMV 终末器官疾病的 AIDS 患者会发生食管炎，并导致吞咽痛、恶心，偶尔还会出现上腹部或胸骨后部不适及发热。对于患有结肠炎或食管炎的患者，建议抗 CMV 治疗 21 ～ 42 天或直至体征和症状消失。静脉滴注更昔洛韦通常是首选疗法，一旦患者能够耐受和吸收口服药物，就可以改用口服缬更昔洛韦。如果更昔洛韦相关的毒性限制了治疗或存在更昔洛韦耐药病毒的情况，可选用膦甲酸钠。轻度疾病患者可口服缬更昔洛韦。

由于 CMV 复制通常在开始抗 CMV 治疗后 1 ～ 2 周内下降，因此在开始抗 CMV 治疗视网膜炎、食管炎、结肠炎或其他原因引起的

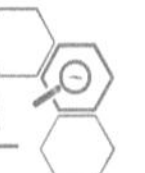

终末器官疾病后不迟于 1 ～ 2 周开始 ART。

【参考文献】

1. 中华医学会感染病学分会艾滋病丙型肝炎学组，中国疾病预防控制中心 . 中国艾滋病诊疗指南（2021 年版）. 中国艾滋病性病，2021，27（11）：20.
2. Panel on Opportunistic Infections in Adults and Adolescents with HIV. Guidelines for the prevention and treatment of opportunistic infections in adults and adolescents with HIV：recommendations from the Centers for Disease Control and Prevention，the National Institutes of Health，and the HIV Medicine Association of the Infectious Diseases Society of America.（2021-08-18）[2021-10-19]. https：//clinicalinfo. hiv. gov/sites/default/files/guidelines/documents/Adult_OI. pdf.

（梁洪远　整理）

病例 15 艾滋病合并巨细胞病毒性神经根炎

病历摘要

【基本信息】

男性，24 岁。2019 年 12 月 25 日入院。

主诉：间断咳嗽、咳痰 1 月余，双下肢进行性无力 10 天，HIV 抗体初筛阳性 1 天。

现病史：患者 1 个多月前无明显诱因出现咳嗽，咳白痰，无明显发热，于当地按“感染”治疗，具体不详，患者无明显好转，患者 10 天前开始出现双大腿的力量减弱，右腿更明显，伴有右腿感觉减弱，不伴有头痛、头晕，无明显发热，患者逐渐出现双小腿力量减弱，直至不能自行站立和行走，6 天前患者出现排便及排尿困难，并出现复视，就诊于某院，查脑脊液 WBC 220 个 /μL，蛋白升高，

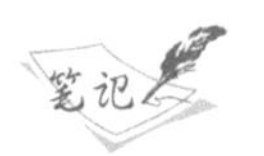

抗 HIV 初筛阳性，RPR 阳性，转我院进一步治疗。患者自发病以来神志清，精神弱，进食可，排尿排便困难，体重下降 5 kg。

流行病学史：否认不洁性行为史，否认静脉吸毒史，否认输血及血制品史。

既往史：平素健康状况一般，否认高血压、冠心病、糖尿病病史，否认其他传染病病史，否认食物、药物过敏史，否认手术外伤史。

个人史：无地方病疫区居住史，无传染病疫区生活史，无冶游史。否认吸烟史，否认饮酒史，未婚，无子女。

【体格检查】

生命体征平稳，神志清，精神弱。颈软，无抵抗，心肺腹未见异常。神经系统检查：双上肢肌力、肌张力正常，右大腿肌力 3 级，右小腿肌力 4 级，左大腿肌力 4 级，左小腿肌力 4 级。右下肢皮肤感觉减退，腹壁反射正常引出、双侧肱二、三头肌腱反射、膝腱反射、跟腱反射正常引出，双侧 Babinski 征阴性，踝阵挛阴性，扑翼样震颤阴性，Kernig 征阴性，Brudzinski 征阴性。

【辅助检查】

$CD4^+T$ 淋巴细胞计数 14 个 /μL，HIV-RNA 229 258 copies/mL。

脑脊液检查：压力 110 mmH_2O，白细胞 602 个 /μL，单核细胞百分比 45%；生化：UCFP 327.9 mg/dL，Cl^- 118.4 mmol/L，GLU 3.09 mmol/L。CMV-DNA 1.75×10^6 copies/mL。梅毒 TRUST 阳性（1：4），TPPA 阳性。

血常规：WBC 2.75×10^9/L，NE 1.47×10^9/L，LY 0.91×10^9/L，HGB 125.0 g/L，PLT 127.0×10^9/L。

血生化：肝肾功能正常，水电解质平衡。

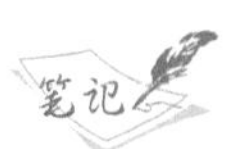

血 PCT ＜ 0.05 ng/mL，新型隐球菌抗原阴性。肺炎支原体抗体

测定 1 ： 1280。梅毒 TRUST 阳性（1 ： 128），TPPA 阳性。TORCH 检查 CMV-IgM 4.94 COI，HSV-Ⅰ-IgG 0.66 COI。ESR 72.0 mm/h。结核抗体阴性。丙肝抗体 0.05 S/CO。乙肝五项中 AntiHBc 7.57 S/CO。

胸部 CT：右肺上叶肺大疱。左肺下叶点状钙化。肝实质钙化。

腹部超声：肝内钙化灶，脾大。

腹部 CT：肝脏钙化灶；脾大、副脾；双侧肾上腺增粗，腺体增生可能，必要时复查；心包少量积液。

盆腔 CT：膀胱内导尿管置入后改变，膀胱积气，建议复查。

腰椎 MRI 平扫：$L_{4/5}$ 椎间盘变性、突出，右侧神经根受压，椎管狭窄。

胸椎 MRI 平扫：未见明显异常。

头颅 MRI 平扫 + 增强：颅内未见明显异常。

【诊断】

艾滋病、巨细胞病毒性神经根炎、神经梅毒。

【治疗经过】

静脉滴注更昔洛韦加膦甲酸钠进行抗 CMV 治疗，静脉滴注头孢曲松钠治疗神经梅毒 14 天。经过 1 月余治疗，病情无明显的改善，双下肢肌力没有改善。在联合应用更昔洛韦及膦甲酸钠过程中患者出现严重的毒副作用，主要是骨髓抑制明显，血小板明显减少，停用更昔洛韦，继续应用膦甲酸钠治疗。病情无好转，双下肢肌力不断下降，直至双下肢肌力为 0 级，呈截瘫状态。加用口服缬更昔洛韦联合膦甲酸钠进行抗 CMV 治疗。经过 30 天治疗，脑脊液 CMV-DNA 转阴，脑脊液常规及生化恢复正常。患者逐渐出现下肢皮肤及肌肉的疼痛。双下肢肌力从 0 级逐渐出现肌肉收缩，达到肌力 1 级。入院后 40 天，开始服用多替阿巴拉米进行抗病毒治疗。

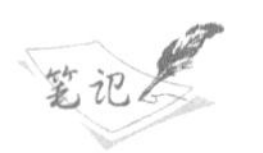

下肢肌力逐渐增加，临床好转出院。出院后继续口服缬更昔洛韦进行抗 CMV 治疗及多替阿巴拉米抗 HIV 治疗。

【随访】

定期随访，其双下肢肌力持续增加，直至完全恢复，能够独立正常行走。HIV 载量已小于检测值下限，$CD4^{+}T$ 淋巴细胞计数升至 150 个 /μL。

病例分析

患者青年男性，24 岁，急性起病，病程短，主因“间断咳嗽、咳痰 1 月余，双下肢进行性无力 10 天，HIV 抗体初筛阳性 1 天”入院。患者 10 天前开始出现双大腿的力量减弱，右腿更明显，伴有右腿感觉减弱，不伴有头痛头晕，无明显发热，患者逐渐出现双小腿力量减弱，直至不能自行站立和行走，6 天前患者出现排便及排尿困难，并出现复视，于外院检查脑脊液常规及生化异常，HIV 抗体阳性，转入我院。神经系统检查发现右大腿肌力 3 级，右小腿肌力 4 级，左大腿肌力 4 级，左小腿肌力 4 级，右下肢皮肤感觉减退。辅助检查提示 HIV 感染，免疫功能下降，脑脊液白细胞升高，蛋白升高，CMV-DNA 阳性，TRUST 阳性。入院时，考虑艾滋病诊断成立，中枢神经系统感染诊断成立。中枢神经系统考虑存在 CMV 感染及梅毒感染。患者的临床表现主要包括双下肢运动及感觉功能减退，同时伴有排便及排尿困难，符合神经根受损表现，结合影像学表现（头颅 MRI 未见明显异常胸髓及腰髓未见异常），考虑巨细胞病毒性神经根炎诊断成立。患者脑脊液中 TRUST 阳性，考虑存在神经梅毒，但患者为青年，急性起病，双下肢急性进行性运动和感觉功能

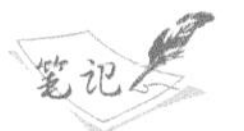

减退，虽经积极的头孢曲松钠驱梅治疗，但患者症状仍在加重，因此不考虑所患病症为梅毒感染所致。

在治疗初始阶段应用常规抗 CMV 治疗，即静脉滴注更昔洛韦加膦甲酸钠，但疗效欠佳。因在治疗过程中出现骨髓抑制，停用更昔洛韦后，单用膦甲酸钠治疗无效。治疗方案更改为口服的缬更昔洛韦联合膦甲酸钠后，患者病情逐渐稳定和好转，最终恢复到能够正常行走。同期及时和适时地应用单片复方制剂多替阿巴拉米进行抗 HIV 治疗后，患者病毒得到抑制，免疫功能逐渐恢复。

韩宁教授病例点评

该病例是一例艾滋病合并神经系统损伤的复杂病例，根据患者病史、症状、体征及辅助检查，明确诊断为艾滋病合并巨细胞病毒性多发神经根炎。艾滋病患者易合并 CMV 相关的疾病，如 CMV 视网膜炎、CMV 结肠炎及 CMV 神经性疾病等。该病例主要涉及 CMV 神经性疾病。

CMV 神经疾病包括痴呆、脑室脑炎和多发性神经根脊髓病。CMV 脑炎引起的痴呆患者通常有昏睡，伴有或不伴有发热的昏睡或意识混乱。典型的脑脊液检查显示淋巴细胞增多，脑脊液糖水平低或正常，蛋白质水平正常或升高，但是正常的脑脊液检查结果不排除 CMV 脑炎的诊断。患者脑室脑炎的病程更为急性，伴有局灶性神经症状，通常包括颅神经麻痹或眼球震颤，并迅速进展至死亡。CT 及 MRI 增强扫描可见脑室周围的强化表现，高度提示 CMV 脑室脑炎，而不是 HIV 相关的神经认知障碍。CMV 多发性神经根脊髓炎会引起以神经根性背痛、尿潴留和疼痛为特征的格林 – 巴利综合征，

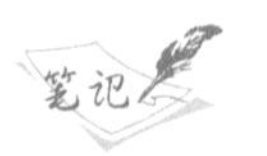

以及进行性双侧腿部无力。临床症状通常持续数周（包括失去肠道和膀胱控制及松弛性截瘫）。痉挛性脊髓病可能发生骶骨感觉异常。CMV 多发性神经根病的脑脊液检查通常显示中性粒细胞增多（通常为 100 ～ 200 个 /μL 和一些红细胞），伴有低血糖和蛋白质水平升高。

关于 CMV 的治疗：对于 CMV 神经性疾病的治疗应当联合使用更昔洛韦及膦甲酸钠静脉滴注。如果由于药物的严重不良反应不能使用更昔洛韦可以改用口服的缬更昔洛韦，但其具体的疗效及疗程等问题还有待进一步研究。该病例在这方面进行了有益的探索。

【参考文献】

1. Panel on Opportunistic Infections in Adults and Adolescents with HIV. Guidelines for the prevention and treatment of opportunistic infections in adults and adolescents with HIV：recommendations from the Centers for Disease Control and Prevention，the National Institutes of Health，and the HIV Medicine Association of the Infectious Diseases Society of America].（2021-08-18）[2021-10-19]. https：//clinicalinfo. hiv. gov/sites/default/files/guidelines/documents/Adult_OI. pdf.
2. 李兰娟 . 感染病学 . 3 版 . 北京：人民卫生出版社，2015.

（韩宁　整理）

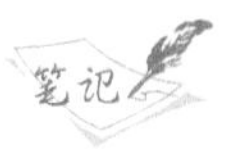

病例 16 艾滋病合并巨细胞病毒肺炎

病历摘要

【基本信息】

男性，37 岁。2015 年 3 月 2 日第 1 次入院。

主诉：反复发热3年，发现HIV抗体阳性1年，胸闷、咳嗽1个月。

现病史：患者 3 年前无明显诱因出现反复发热，体温最高 40℃，经抗菌治疗后好转。2 年前因左腹股沟淋巴结肿大，手术切除，病理结果不详。1 年前发现 HIV 抗体阳性，$CD4^{+}T$ 淋巴细胞计数 54 个 /μL，未行抗病毒治疗。半年前出现体力下降。1 个月前出现胸闷，轻咳，咳少量黄白色黏痰，间断发热，体温最高 39℃，畏寒，偶有寒战，症状逐渐加重，并出现活动后呼吸困难。2 天前胸部 CT 提示双肺间质性炎症。为进一步诊治入院。入院前 1 个月体重下降 6 kg。

既往史：否认高血压、冠心病、糖尿病、肾病病史，否认其他传染病病史，自诉对头孢噻肟、安乃近过敏，左氧氟沙星可疑过敏，否认食物过敏史，否认外伤、输血史。

个人史：否认烟酒嗜好，否认静脉药瘾史，否认不洁性行为史。已婚，家人体健。

【体格检查】

体温 37℃，脉搏 118 次 / 分，呼吸 36 次 / 分，血压 100/70 mmHg。

神志清楚，慢性病容，周身未见皮疹，浅表淋巴结未触及异常肿大。睑结膜无苍白，巩膜无黄染，口腔黏膜光洁，扁桃体不大，咽后壁无充血。颈软无抵抗。双肺呼吸音粗，未闻及干湿啰音。心律齐，各瓣膜听诊区未闻及病理性杂音。腹部平软，全腹无压痛及反跳痛，未触及包块，肝、脾未触及，移动性浊音阴性。双下肢不肿，生理反射存在，病理反射未引出。

【辅助检查】

全血细胞分析：WBC 6.52×10^9/L，NE% 87.41%，NE 5.70×10^9/L，HGB 104.00 g/L，PLT 341.00×10^9/L。

ESR 27.00 mm/h。CRP 27.42 mg/L。PCT 0.06 ng/mL。真菌 D-葡聚糖 10 pg/mL。

动脉血气分析（未吸氧）：pH 7.420，SO_2 95.60%，PCO_2 3.64 kPa，PO_2 9.53 kPa，BE −6.10 mmol/L，TCO_2 16.10 mmol/L，AG 17.78 mmol/L。

LDH 348.6 U/L。

$CD4^+$ T 淋巴细胞计数 24 个 /μL。HIV-RNA 478 698 copies/mL。

CMV-IgM 阴性。CMV-IgG 阳性。（血）CMV-DNA 1.22×10^3 copies/mL。

胸部 CT：两肺散在磨玻璃密度小斑片影，边界欠清；两肺弥漫细网格影、小叶间隔增厚，左肺下叶见索条影。

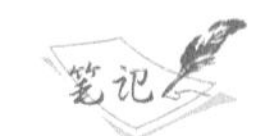

支气管镜（图 16-1）：支气管镜下见黏膜轻到中度充血，右肺中叶明显，无明显水肿，支气管腔内可见泡沫样黏稠分泌物，符合 PCP 表现，合并真菌感染不除外。

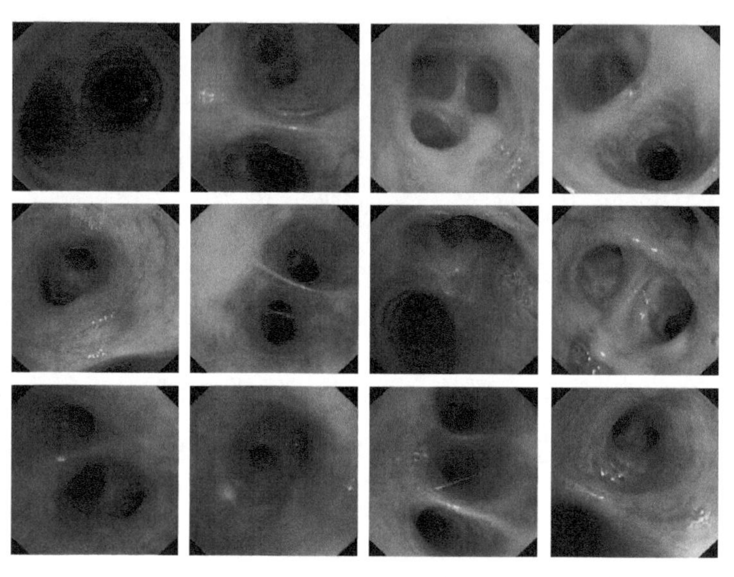

图 16-1　支气管镜

BALF 病理（图 16-2）：六胺银染色（+），镜下见肺孢子菌孢子，并见 CMV 包涵体。

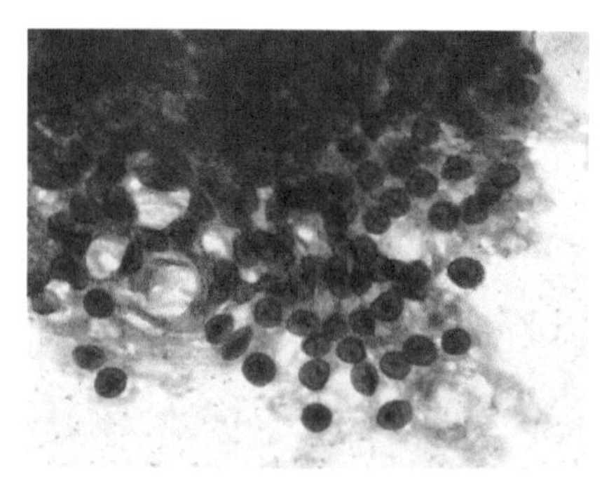

这些成团、成簇出现的圆形、黑染、可见细胞核的就是典型的六胺银染色阳性肺孢子菌，其间是呼吸道浆液分泌物和纤维渗出。

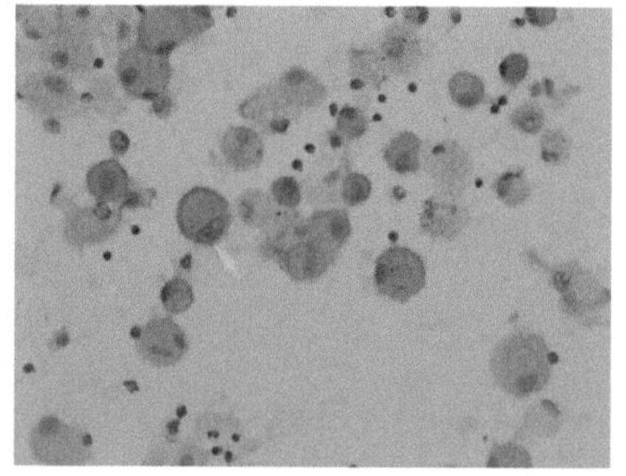

细胞核内紫色的就是 CMV 包涵体，每一个包涵体周围都有一个清晰的小光晕，细胞质内可见嗜碱性点彩。

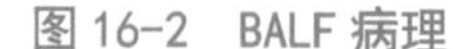

图 16-2　BALF 病理

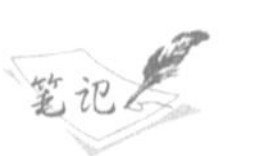

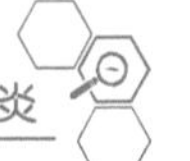

CMV-DNA（BALF）1.91×10^6 copies/mL。

眼底检查未见 CMV 视网膜病变。

【诊断】

艾滋病、肺孢子菌肺炎、CMV 肺炎。

【治疗经过】

入院后给予面罩吸氧改善通气，同时给予复方磺胺甲噁唑片口服每次 3 片，每日 3 次抗 PCP；泼尼松 40 mg 口服，每日 2 次改善氧合；膦甲酸钠 3 g 静脉滴注，每 8 小时 1 次抗 CMV 治疗；同时对症支持治疗。

治疗 2 周后，患者症状无明显好转并出现低热，CT 影像学提示双肺病变进展，考虑合并真菌感染不除外，加用伊曲康唑 200 mg 口服，每日 3 次抗真菌治疗，3 天后体温降至正常。

泼尼松按照 PCP 治疗规范化减停。

2015 年 3 月 26 日启动高效抗反转录病毒治疗（highly active anti-retroviral therapy，HAART），方案为替诺福韦 + 拉米夫定 + 依非韦伦（TDF+3TC+EFV）。

抗病毒治疗第 8 天，患者再次出现发热，体温最高 38.7 ℃。

血常规：WBC 4.54×10^9/L，NE% 64.30%，NE 2.92×10^9/L，HGB 105.0 g/L，PLT 381.0×10^9/L。

CRP 4.20 mg/L。PCT ＜ 0.05 ng/mL。

辅助性 T 淋巴细胞亚群 $CD3^+CD4^+$ 128 个 /μL。HIV-RNA 482 copies/mL。（血）CMV-DNA ＜ 500 copies/mL。

2015 年 4 月 9 日胸部 CT 示两肺间质性炎症与前比较病变进展，双侧胸壁及纵隔内积气（图 16-3）。

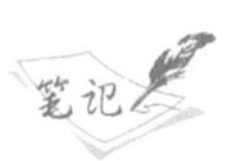

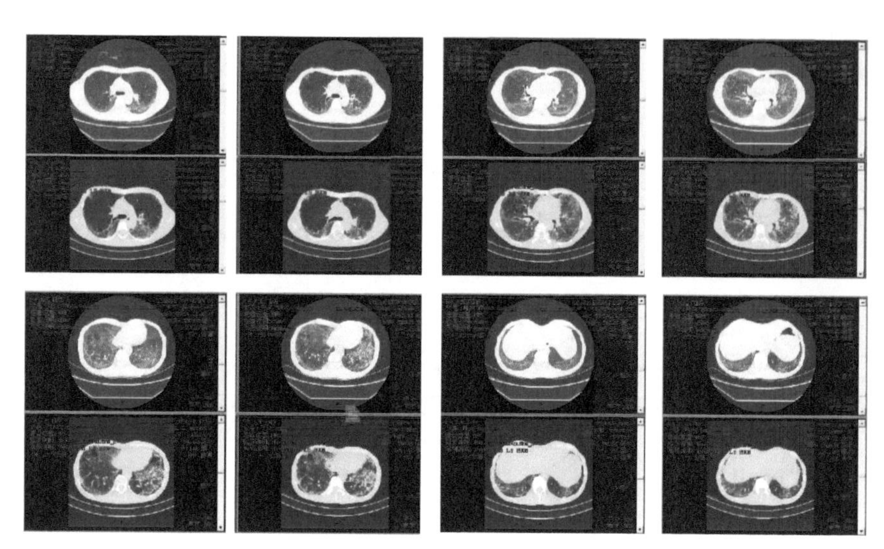

图 16-3　胸部 CT（入院后 4 次 CT 影像比较）

考虑 PCP 免疫重建炎症反应，对症予以泼尼松 30 mg 口服，每日 1 次抑制炎症，体温降至正常。

2015 年 4 月 22 日病情平稳，出院。继续予以复方磺胺甲噁唑片 2 片，每日 1 次口服，二级预防 PCP，伊曲康唑 200 mg 口服，每日 3 次抗真菌。但未再继续应用膦甲酸钠或者更昔洛韦维持抗 CMV 治疗。

【随访】

2015 年 5 月 12 日因“右下肢力弱 10 天”第 2 次入我院。

入院前 10 天出现右下肢无力，迅速进展，近端肌力下降明显，不能活动，伴排尿困难。

查体：双下肢不肿，右下肢近端肌力 0 级，远端跖趾、踝关节肌力 3 级，右下肢腱反射未引出，病理反射阴性。

血常规：WBC 3.50×10^9/L，NE% 63.70%，NE 2.20×10^9/L，HGB 117.0 g/L，PLT 327.0×10^9/L。

ESR 36.0 mm/h。CRP 1.00 mg/L。PCT ＜ 0.05 ng/mL。

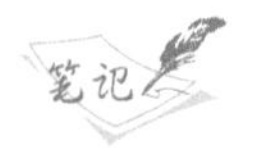

辅助性 T 细胞 $CD3^+CD4^+$ 97 个 /μL。HIV-RNA 5794 copies/mL。

CMV-IgM（–），血 CMV-DNA 9.67×10^2 copies/mL。

脑脊液压力 105 mmH_2O，外观无色清亮，潘氏试验阳性，总细胞 189 个 /μL、白细胞 89 个 /μL。

生化 Cl^- 113.9 mmol/L、GLU 2.52 mmol/L、TP 156.5 g/L。

脑脊液抗酸、墨汁染色阴性。

脑脊液 CMV-DNA 2.36×10^4 copies/mL。

头颅 CT 平扫未见异常。头颅 MR 平扫 + 增强未见明显异常。

胸部 CT 平扫：两肺间质性炎症，与 2015 年 4 月 9 日 CT 比较：较前吸收，纵隔内积气。

腰椎 MRI：椎管内脊膜可见轻度强化，炎症可能性大。

肌电图：双下肢外周神经源性损害。

诊断：CMV 脊髓膜炎、CMV 神经根炎、CMV 外周神经炎。

给予膦甲酸钠 3 g 静脉滴注，每 8 小时 1 次联合更昔洛韦 0.25 g 静脉滴注，每 12 小时 1 次抗 CMV 治疗，对症营养神经，维持替诺福韦 + 拉米夫定 + 依非韦伦（TDF+3TC+EFV）方案启动 HAART。继续给予复方磺胺甲噁唑片 2 片口服，每日 1 次 PCP 二级预防；伊曲康唑 200 mg 口服，每日 3 次抗真菌治疗。

2 周后复查：血常规 WBC 2.90×10^9/L，NE% 63.70%，NE 1.80×10^9/L，HGB 107.0 g/L，HCT 31.30%，MCV 105.80 fL，MCHC 342.0 g/L，PLT 354.0×10^9/L。

ESR 62.0 mm/h。CRP 1.60 mg/L。

T 细胞亚群 $CD4^+$ 123 个 /μL。

（血）CMV-DNA ＜ 500 copies/mL。

脑脊液：压力 85 mmH_2O，总细胞 90 个 /μL、白细胞 22 个 /μL。

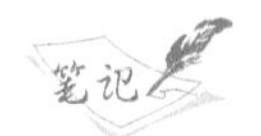

生化 Cl^- 112.8 mmol/L、GLU 2.67 mmol/L、TP 144 g/L。CMV-DNA ＜ 500 copies/mL。

膦甲酸钠联合更昔洛韦抗 CMV 治疗效果满意，患者病情平稳，于 2015 年 6 月 17 日出院，返回当地继续治疗。

病例分析

患者因艾滋病合并机会性感染先后两次住院。第 1 次因 PCP、CMV 肺炎、真菌性肺炎等多种病原合并感染住院，经积极抗感染治疗，症状改善，顺利启动 HAART，继续应用复方磺胺甲噁唑片二级预防 PCP，伊曲康唑抗真菌治疗，但未进行 CMV 感染的二级预防。出院 3 周后，再因 CMV 脊髓膜炎、CMV 神经根炎、CMV 外周神经炎第 2 次住院，给予膦甲酸钠联合更昔洛韦抗 CMV 治疗，治疗 2 周后症状改善，脑脊液细胞数下降、脑脊液 CMV-DNA 转阴，好转出院。

患者抗反转录病毒治疗过程中出现 CMV 神经系统损害，属于暴露型 CMV 免疫重建炎症反应，虽第一次治疗 CMV 肺炎后没有进行 CMV 的二级预防要求，但患者基础免疫功能极度低下，存在 CMV 侵犯多系统的可能性。住院期间曾行眼底检查除外 CMV 视网膜病变，但因无神经系统症状表现，未行相关检查除外 CMV 神经系统感染可能，导致后续 CMV 脊髓膜炎、CMV 神经根炎、CMV 外周神经炎的出现。

吴亮教授病例点评

CMV 感染多发生在 $CD4^+T$ 淋巴细胞计数小于 50 个 /μL 的患者

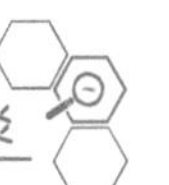

人群，CMV 可侵犯全身包括视网膜、呼吸道、消化道及神经系统等多系统。

CMV 肺炎临床表现为发热、咳嗽、呼吸困难，通常诊断需满足以下条件：①影像学肺内间质性病变；②肺组织活检见细胞核内 CMV 包涵体；③除外其他病原体引起的肺部感染。

CMV 神经系统疾病包括痴呆、脑室脑炎和多发性神经根脊髓病。多发性神经根脊髓病表现为：①下肢进行性瘫痪，膀胱、肠道功能障碍；②脑脊液多核细胞及蛋白水平增加，CMV-PCR 阳性。

CMV 肺炎治疗建议静脉使用更昔洛韦、膦甲酸钠或联合治疗，具体疗程应个体化。

CMV 神经系统疾病应采用更昔洛韦联合膦甲酸钠治疗 3 ～ 6 周，后维持治疗直至脑脊液 CMV 定量转阴，并经抗反转录病毒治疗，$CD4^{+}T$ 淋巴细胞计数大于 100 个 /μL，持续 3 ～ 6 个月以上。临床上使用的抗 CMV 药物主要包括更昔洛韦、膦甲酸钠、西多福韦等。尽管作用机制有所不同，但都展现出了良好的抗 CMV 效果。更昔洛韦 5 mg/kg 静脉滴注，每 12 小时 1 次，连续 14 ～ 21 d，然后改为 5 mg/kg 静脉滴注，每日 1 次，或更昔洛韦 1.0 g 口服，每日 3 次；或膦甲酸钠 60 mg/kg 静脉滴注，每 8 小时 1 次或 90 mg/kg 静脉滴注，每 12 小时 1 次，14 ～ 21 d，而后改为 90 ～ 120 mg/kg 静脉滴注，每日 1 次，或更昔洛韦 1.0 g 口服，每日 3 次。更昔洛韦抗 CMV 治疗的有效率大于 60%。膦甲酸钠和更昔洛韦疗效相当。二者耐药的发生率也相似，有时也有交叉耐药。

CMV 治疗的主要作用是减少病毒的扩增，并不能达到完全清除病毒。因此 CMV 视网膜炎、CMV 脑炎等完成诱导期治疗，还须予以二级预防治疗，治疗终点依赖于成功的免疫重建，$CD4^{+}T$ 淋巴

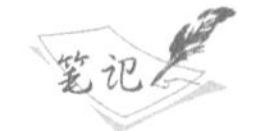

细胞计数大于 100 个 /μL，持续 3 ～ 6 个月以上。

有报道称 CMV 脑炎即便在联合治疗下中位生存时间也仅为 3 个月；神经根炎在治疗 2 ～ 3 周后症状可能会出现改善。最重要的仍然是成功获得免疫重建。

【参考文献】

1. 中华医学会感染病学分会艾滋病丙型肝炎学组，中国疾病预防控制中心 . 中国艾滋病诊疗指南（2021 年版）. 中国艾滋病性病，2021，27（11）.
2. RODRIGUEZ-BARRADAS M C，STOOL E，MUSHER D M，et al. Diagnosing and treating cytomegalovirus pneumonia in patients with AIDS. Clin Infect Dis，1996，23（1）：76-81.
3. DIETERICH D T，POLES M A，DICKER M，et al. Foscarnet treatment of cytomegalovirus gastrointestinal infections in acquired immunodeficiency syndrome patients who have failed ganciclovir induction. The American journal of gastroenterology，1993，88（4）：542-548.
4. JABS D A，MARTIN B K，FORMAN M S，et al. Mutations conferring ganciclovir resistance in a cohort of patients with acquired immunodeficiency syndrome and cytomegalovirus retinitis. The Journal of infectious diseases，2001，183（2）：333-337.
5. TORRIANI F J，FREEMAN W R，MACDONALD J C，et al. CMV retinitis recurs after stopping treatment in virological and immunological failures of potent antiretroviral therapy. AIDS（London，England），2000，14（2）：173-180.

（吴亮　整理）

病例 17 艾滋病合并曲霉菌病

病历摘要

【基本信息】

男性，37 岁。2014 年 12 月 1 日入院。

主诉：咳嗽 5 个月，发现 HIV 抗体（+）4 个月。

现病史：5 个月前无明显原因出现咳嗽，咳少量白黏痰，就诊于外院，口服中药治疗（具体不详），症状无明显缓解，自服“头孢类抗生素”治疗后咳嗽程度有所减轻。此后仍间断咳嗽。4 个月前体检时发现 HIV 抗体初筛（+），$CD4^{+}T$ 淋巴细胞计数不详，未继续诊治。1 个月前就诊于外院，CT 提示肺部炎症，诊断“过敏性肺炎”，予以泼尼松（30 mg，每日 1 次）治疗 2 周后逐渐减量，咳嗽曾一度缓解。2 周前咳嗽再次出现并加重，咳黄白黏痰，咳嗽时胸痛，伴胸闷，全

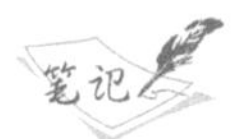

天均发热，体温最高 39 ℃，无明显盗汗、咯血。患者自发病以来精神不振，食欲下降，睡眠差，体重下降 9 kg。

既往史：3 年前手术治疗外痔。

个人史：生长于广西，有同性性行为史 10 年。未婚未育。

【体格检查】

体温 37.9℃，脉搏 70 次 / 分，呼吸 23 次 / 分，血压 126/71 mmHg。

神志清楚，全身未见皮疹，浅表淋巴结未触及异常肿大，口腔可见散在白斑，颈软无抵抗，双肺叩诊呈清音，双肺呼吸音粗，未闻及干湿啰音及胸膜摩擦音。腹部无压痛及反跳痛，肝脾未触及，移动性浊音阴性。

【辅助检查】

动脉血气分析：pH 7.480，PaO_2 10.04 kPa，PCO_2 4.75 kPa。

血常规正常，CRP 80.0 mg/L，PCT 正常，ESR 82 mm/h，HIV 抗体初筛（+），2 次确证试验均为可疑阳性，2 次 HIV-RNA 54 318 copies/mL，84 920 copies/mL。

$CD4^+$T 淋巴细胞计数 43 个 /μL。

肝功能：正常。肾功能：正常。

肺炎支原体抗体 1 ∶ 40。γ - 干扰素释放试验 A、B 为 0。真菌 D- 葡聚糖 10 pg/mL。隐球菌抗原、EBV-IgM 及 DNA、弓形体抗体、结核抗体（–）。血 CMV-DNA 4.42×10^3 copies/mL，BALF CMV-DNA 2.87×10^6 copies/mL。多次血培养及痰培养均阴性，多次痰涂片抗酸染色阴性。

眼底检查：符合 CMV 视网膜炎的表现。

腹部超声：肝实质回声偏粗，肝内结节，胆囊息肉。

超声心动图：未见异常。

胸部 CT：①入院第 5 天：双肺多发囊状透亮区，散在片状实变影，多囊肺伴感染可能性大（图 17-1）。②入院第 19 天：双肺多囊样改变伴感染，左舌段肺脓肿形成。双下肺囊肿增多（图 17-2）。

支气管镜：①入院第 3 天：支气管肺泡灌洗液（bronchoalveolar lavage fluid，BALF）涂片：镜下见上皮细胞及炎症细胞，未见恶性细胞及特殊病原体。特染结果：PAS（–），六胺银染色（–），抗酸染色（–）。②入院第 50 天：BALF 涂片见霉菌及 CMV 感染，未见恶性细胞。特染结果：PAS（–），六胺银染色（+），抗酸染色（–），实时荧光 PCR：CMV（+）。BALF 培养：烟曲霉。

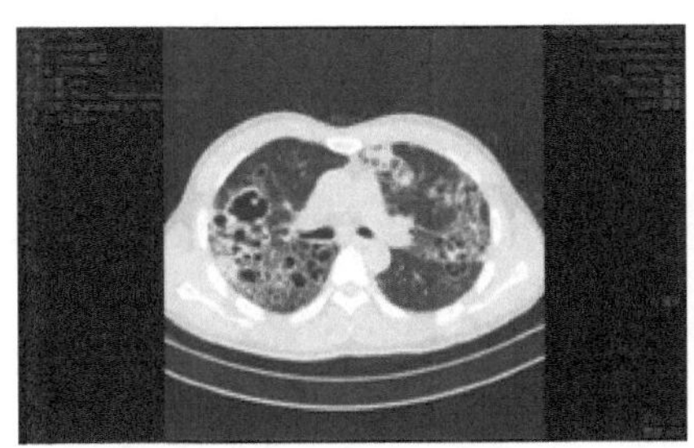
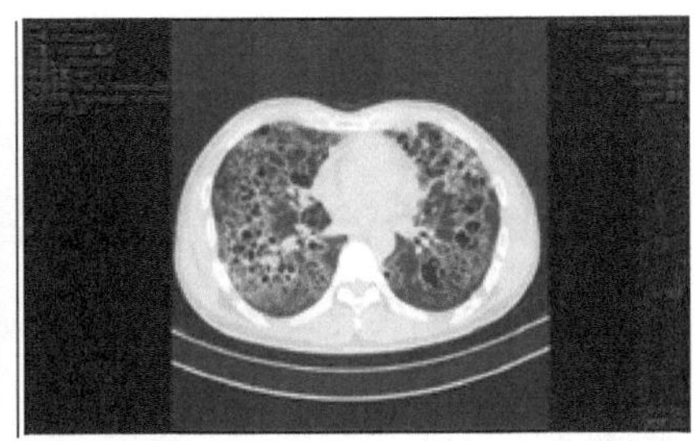

图 17-1　入院第 5 天胸部 CT

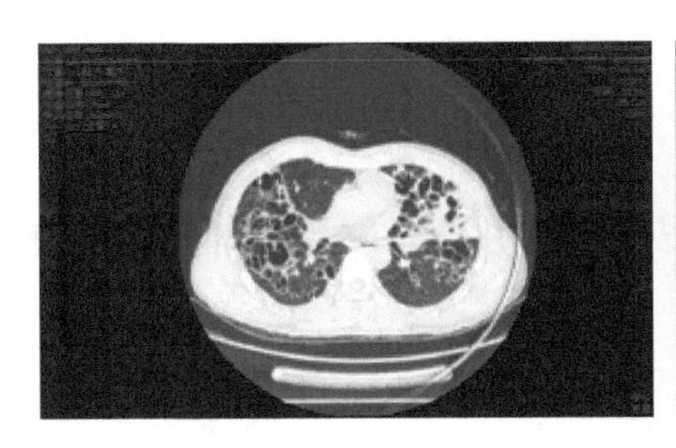
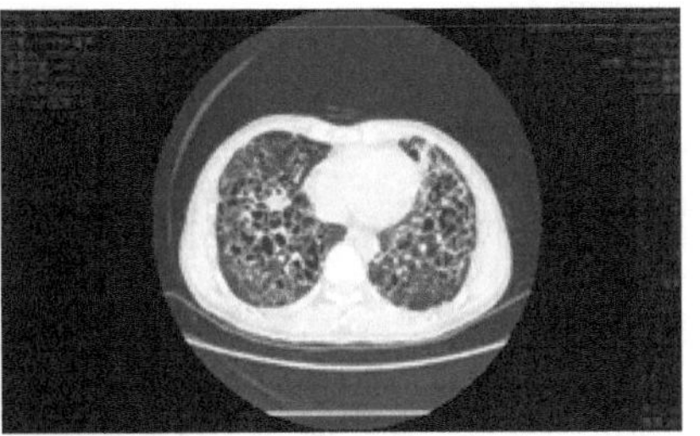

图 17-2　入院第 19 天胸部 CT

【诊断】

艾滋病、肺曲霉菌病（烟曲霉）、CMV 肺炎不除外、肺孢子菌肺炎（pneumocystis pneumonia，PCP）不除外、CMV 血症、CMV 视网膜炎、口腔念珠菌感染。

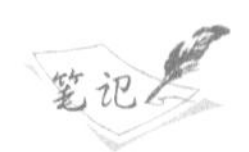

【治疗经过】

入院后查体见口腔白斑，诊断为口腔念珠菌感染，予以口服氟康唑 100 mg 每日 1 次抗真菌治疗。查血 CMV-DNA 阳性，诊断 CMV 血症，结合患者第一次支气管镜检查结果，BALF 中仅 CMV-DNA 阳性，且表现为胸闷，考虑可能存在 CMV 肺炎，予以静脉滴注膦甲酸钠。同时患者发热、咳嗽、低氧血症，胸部 CT 存在近似于 PCP 的网格样表现，且 $CD4^+T$ 淋巴细胞计数低于 200 个 /μL，考虑不除外 PCP，给予口服复方磺胺甲噁唑片抗 PCP 治疗。入院 1 周时体温由最高 40℃降至 38℃左右，不再继续下降。入院第 19 天时复查胸部 CT，双肺囊肿增多，出现左肺脓肿，考虑脓肿可能为革兰氏阳性球菌所致，加用头孢美唑钠静脉滴注抗细菌治疗。加用头孢美唑钠后，体温高峰曾降至 37.5℃左右，维持 1 周后，体温高峰再次升至 38℃，CRP 由入院时的 80 mg/L 降至 15 mg/L。患者的咳痰症状曾略有减轻，但入院 4 周时出现痰中带血，复查双肺病变无明显变化，予以诊断性抗真菌治疗，加用卡泊芬净静脉滴注，同时停用头孢美唑钠。应用卡泊芬净后患者体温逐渐降至正常，应用卡泊芬净第 10 天时（入院 6 周时）复查胸部 CT 提示双肺感染伴肺气囊形成，左舌段肺脓肿形成，对比前次 CT，双上叶尖段炎症较前略加重，双肺囊性病变较前未见明显改变（图 17-3）。因胸部影像学提示炎症加重，动员患者进行第 2 次支气管镜检查：BALF 涂片见霉菌及 CMV 感染，未见恶性细胞；特染结果：PAS（-），六胺银染色（+），抗酸染色（-）；实时荧光 PCR：CMV（+）；BALF 培养：烟曲霉。肺曲霉菌病（烟曲霉）诊断明确，将卡泊芬净改为两性霉素 B 静脉滴注，停用膦甲酸钠，复方磺胺甲噁唑片维持预防剂量。两性霉素 B 治疗期间患者体温正常，呼吸道症状

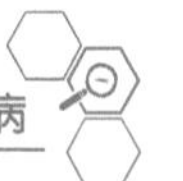

逐渐减轻，启动抗 HIV 治疗，方案为替诺福韦（tenofovir，TDF）+ 拉米夫定（lamivudine，3TC）+ 依非韦伦（efavirenz，EFV）。两性霉素 B 治疗 20 天后患者出院，出院前复查胸部 CT 提示，左舌段脓肿仍存在，双肺囊性病变明显吸收（图 17-4）。出院后口服伊曲康唑抗真菌，因 EFV 可能降低伊曲康唑的血药浓度，伊曲康唑的剂量增至每次 200 mg，每日 3 次。

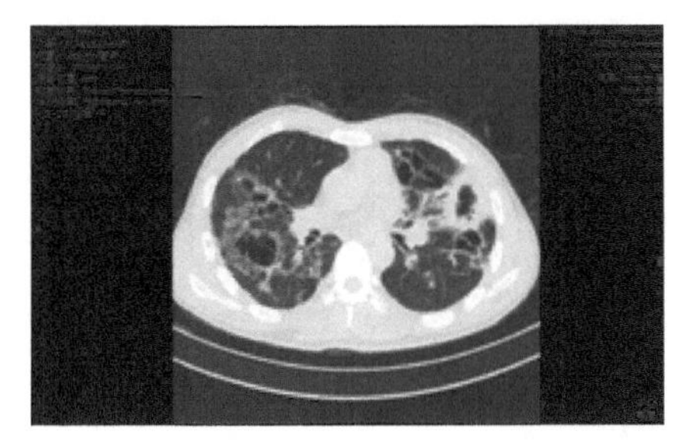
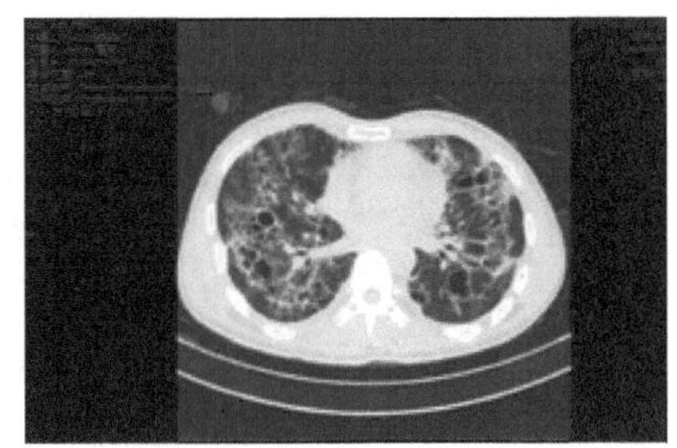

图 17-3　入院 6 周时胸部 CT

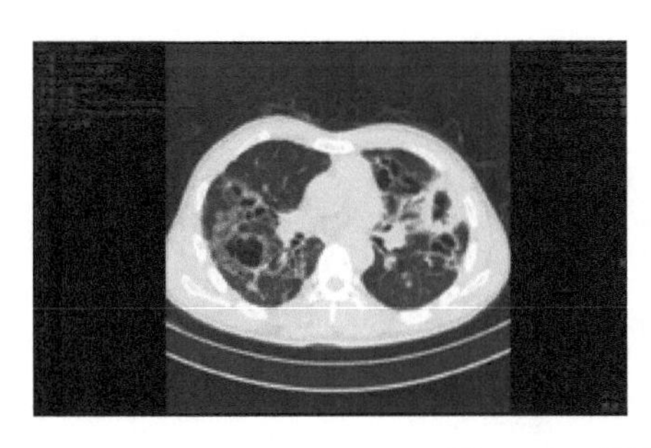
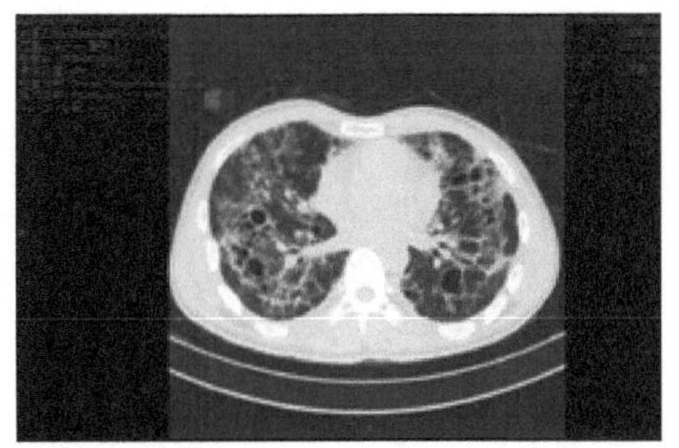

图 17-4　出院前胸部 CT

【随访】

出院后继续口服伊曲康唑及抗 HIV 治疗。出院后 1 个月复查胸部 CT，提示双肺囊性变明显减轻，脓肿较前吸收（图 17-5）。出院 3 个月时复查 HIV-RNA 低于检测下限，$CD4^{+}T$ 淋巴细胞计数升至 256 个 /μL。继续口服伊曲康唑约 4 个月，胸部 CT 基本正常后停用。

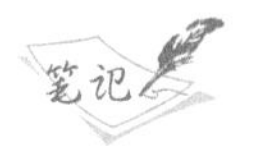

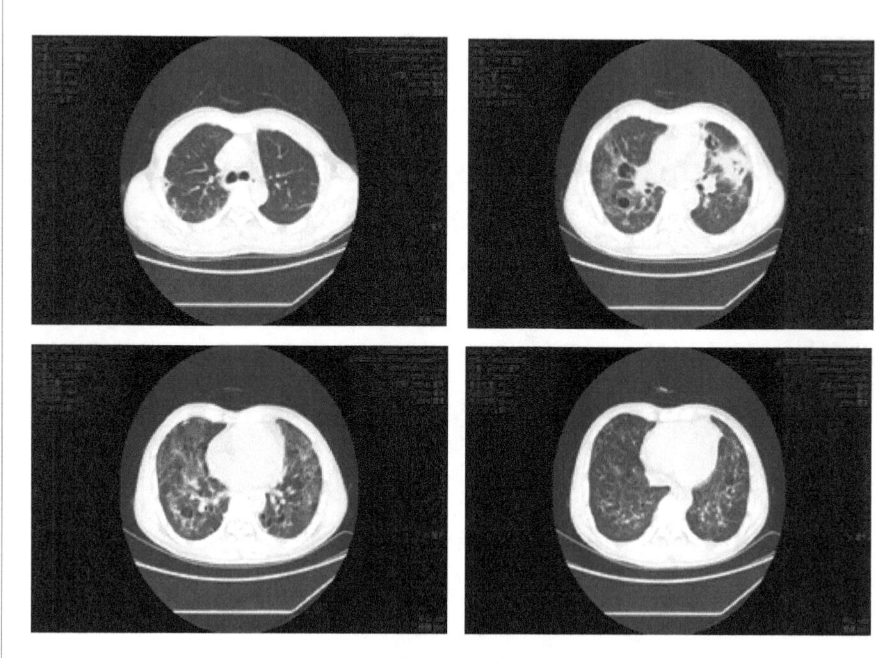

图 17-5 出院后 1 个月胸部 CT

病例分析

1. 病例特点

（1）青年男性，免疫缺陷，近期去过南方。

（2）主要表现为发热伴咳嗽、咳黄白黏痰、胸痛、胸闷等呼吸道症状。

（3）查体：口腔白斑，双肺呼吸音粗，未闻及啰音。

（4）肺部影像学：双肺大量囊样改变，局部实变，并逐渐发展为肺脓肿。

2. 诊断思路

根据以上特点，考虑为肺部感染，进一步进行病原学分析。

（1）真菌感染：患者为南方人、免疫缺陷人群，发病初期症状

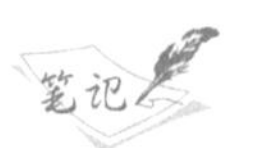

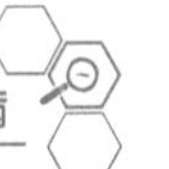

类似于过敏性肺炎，于外院曾用激素治疗，中期出现咳痰，痰液黏稠，后期出现痰中带血；肺内病变由过敏性肺炎的表现逐渐出现囊腔样改变及脓肿形成。虽临床表现高度怀疑真菌感染，但第 1 次支气管镜检查结果无真菌病原学依据。在应用了其他多种治疗无效的情况下应用了卡泊芬净进行诊断性抗真菌治疗，虽肺部影像学变化不大，但患者临床症状确有减轻。因无病原学依据，动员患者行第 2 次支气管镜检查，此次 BALF 培养明确为烟曲霉，更改为两性霉素 B 后，症状及影像学表现均明显好转，出院后延续伊曲康唑口服直至病变消失。

（2）CMV 肺炎不除外：CMV 肺炎可表现为咳嗽、低氧血症、发热，影像学表现为肺部磨玻璃样、网格样间质性改变，BALF 中 CMV-DNA 可为阳性，金标准为 BALF 可见“鹰眼”样的巨细胞包涵体。此患者临床表现符合，BALF 中 CMV-DNA 也为阳性，但影像学表现并不典型，BALF 中也未见“鹰眼”样的巨细胞包涵体，因此，CMV 肺炎依据并不充足。但患者 CMV 血症确实存在，且为免疫缺陷人群，因此膦甲酸钠抗 CMV 治疗是必要的。

（3）PCP 的诊断不能确定：患者 $CD4^{+}T$ 淋巴细胞计数低于 200 个 /μL，有“发热、咳嗽、低氧血症”的 PCP 三联征，但是肺部影像学与常见的典型 PCP 表现并不相符，BALF 的结果并无明确的病原学证据支持，因此 PCP 的诊断不能确定。

（4）细菌性肺脓肿：一般起病急骤，高热，畏寒，咳大量脓臭痰，可伴咯血，胸痛常见。白细胞及中性粒细胞显著升高，胸部 CT 表现为实变影及一个或多个类圆形厚壁脓腔，脓腔壁不规则，有气液平。常见病原体包括链球菌、葡萄球菌、肺炎克雷伯菌、流感嗜血杆菌、军团菌、诺卡菌等，可合并厌氧菌感染。此患者的临床表

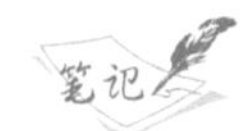

现及影像学均有支持点，但血象不高，多次痰培养及两次 BALF 检查均无病原学支持。

（5）其他病原：如结核或非结核分枝杆菌，也可表现为肺内空洞，但其他支持点均少，不考虑。

（6）除肺部感染外，根据眼科检查及口腔查体，CMV 视网膜炎及口腔念珠菌感染均诊断明确。

3. 讨论

肺曲霉菌病的高危因素包括：血液恶性肿瘤、实体器官移植受者、长期使用糖皮质激素和其他免疫抑制剂、进展期 AIDS 或肿瘤患者、慢性阻塞性肺疾病（chronic obstructive pulmonary disease，COPD）、肝功能衰竭、肝硬化或流感患者，以及需要入住重症监护病房的危重患者。具有以上高危因素的患者在有不明原因的发热或下呼吸道感染症状，尽管接受了广谱抗菌治疗，但临床症状无明显改善且伴有咯血的情况下，应高度怀疑肺曲霉菌病。肺曲霉菌病的典型肺部 CT 表现包括：＞ 1 cm 的大结节，基于胸膜的楔形实变，肺泡实变，肿块，空洞或空气新月征、毛玻璃样混浊、胸腔积液、树丫征等。但是 CT 并不具有 100% 的敏感性和特异性，还可以结合其他诊断技术，如 GM 试验、PCR 检测、发病早期的支气管肺泡灌洗、肺活检等。本病例限于当时医院的检测条件，未能进行 GM 试验和 PCR 检测，但是，非中性粒细胞减少患者血清 GM 检测的灵敏度明显低于中性粒细胞减少的患者。伊曲康唑和伏立康唑是治疗曲霉菌感染的一线用药，两性霉素 B 为中度证据推荐。根据患者免疫重建和病情的恢复情况，疗程为 3 ～ 50 周。

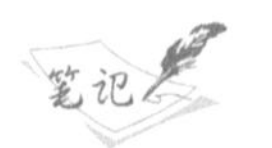

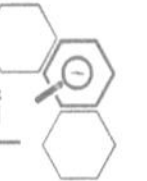

杨涤教授病例点评

本病例为AIDS患者，有严重的免疫缺陷，曾使用糖皮质激素，且近期曾到南方，为肺曲霉病的高危患者。发病初期临床表现类似于“过敏性肺炎”，但使用糖皮质激素治疗无效，亦符合肺曲霉病的疾病过程。此病例的鉴别难点在于AIDS患者可能并发肺部多种病原的多重感染，如PCP、CMV肺炎、肺脓肿等，这些感染在临床表现或CT上与肺曲霉病有相似之处，且在进行了第1次支气管镜检查后并没有获得明确的病原学支持，同时受限于当时的检测手段，即便使用了卡泊芬净进行诊断性抗真菌治疗，但在短期内并没有看到明显的效果，这些都给诊断造成了困难。经过动员患者进行了第2次支气管镜检查后才得以明确病原。

总结：首先，对于感染性疾病患者，应重视病史的采集，尤其是流行病学史、个人史和既往史，可能为疾病的诊断提供重要的线索；其次，获取病原十分重要，某些检测方法的敏感性并非100%，必要时需要重复检测；再次，应了解肺曲霉病的易感因素。

【参考文献】

1. UIIMANN A J，AGUADO J M，ARIKAN-AKDAGLI S，et al. Diagnosis and management of Aspergillus diseases：executive summary of the 2017 ESCMID-ECMM-ERS guideline. Clinical Microbiology and Infection，2018，24（1）：e1-e38.
2. HILLEJAN L. Management of lung abscess - diagnostics and treatment. Zentralbl Chir，2020，145（6）：597-609.

（杨涤　整理）

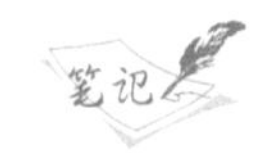

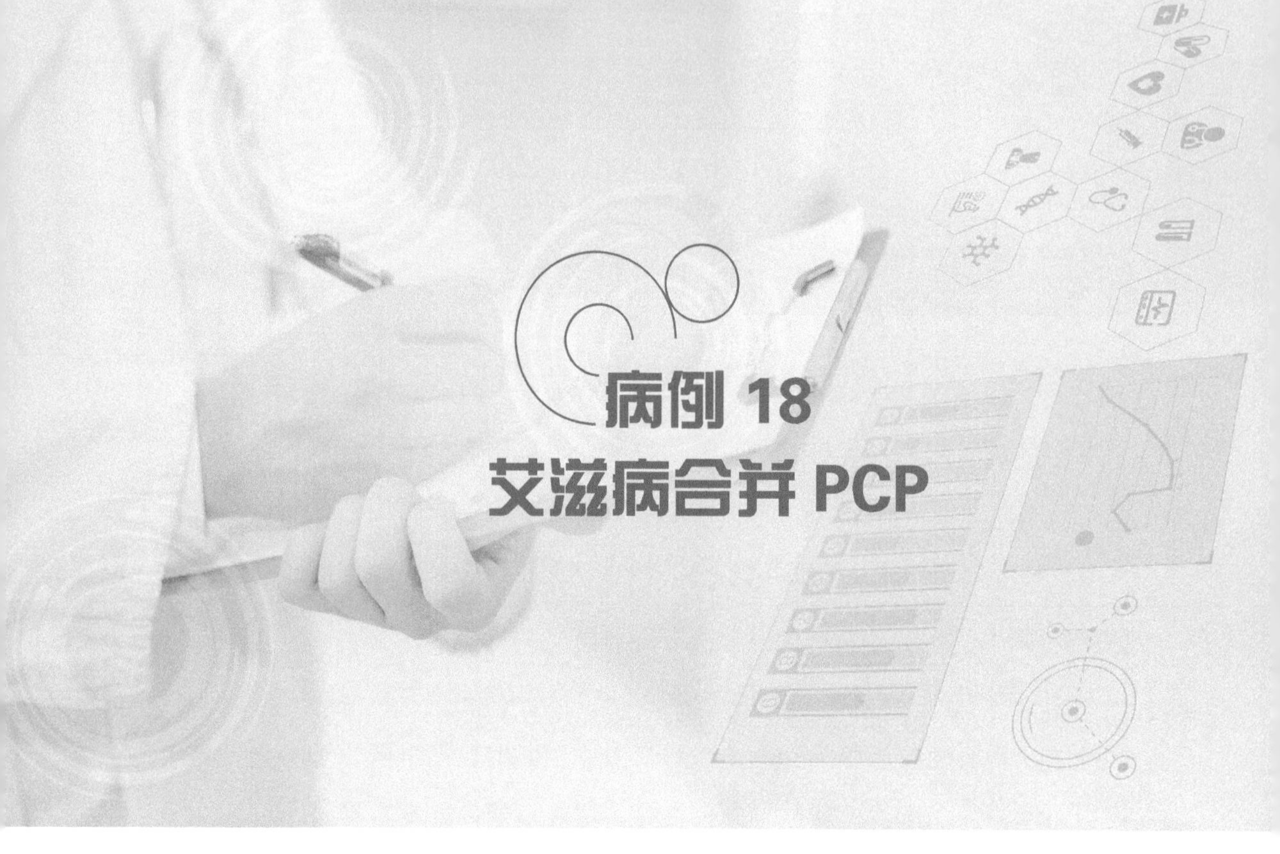

病例 18 艾滋病合并 PCP

病历摘要

【基本信息】

男性，55 岁。2021 年 12 月 13 日入院。

主诉：发现 HIV 抗体阳性 10 个月，咳嗽、气喘 20 天。

现病史：患者 10 个月前体检发现 HIV 抗体阳性，未进一步诊治。20 天前出现咳嗽、气喘，伴少量咳痰，无发热，无头痛、腹泻等不适，就诊于我院化验 $CD4^{+}T$ 淋巴细胞计数 30 个 /μL，HIV-RNA 197 523 copies/mL，1 周前患者咳嗽、气喘较前加重，为进一步诊治来我院。

发病以来患者神志清，精神可，饮食、睡眠一般，大小便可，体重无显著改变。

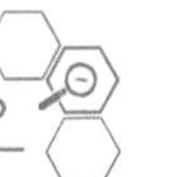

既往史：既往糖尿病病史 4 年，目前口服二甲双胍降糖治疗，监测空腹血糖 7 mmol/L 左右，否认高血压、冠心病等病史。

流行病学史：否认高危性行为史，否认输血史，否认静脉吸毒史。

个人史：否认吸烟、饮酒史，已婚，已育。

【体格检查】

体温 36℃，脉搏 100 次 / 分，呼吸 20 次 / 分，血压 87/62 mmHg，SpO_2 90%。

神志清楚，全身皮肤黏膜颜色正常，全身浅表淋巴结未触及异常肿大。听诊双肺呼吸音清，未闻及干湿啰音及胸膜摩擦音。心率 100 次 / 分，心律齐，腹部平坦，腹软，全腹无压痛及反跳痛，腹部未触及包块，肝脾及胆囊未触及，移动性浊音阴性，双下肢无水肿。

【辅助检查】

血常规：WBC 4.01 × 10^9/L，HGB 96.00 g/L，PLT 193.00 × 10^9/L。

肝功能、肾功能：ALT 38.1 U/L，AST 20.1 U/L，ALB 26.6 g/L，eGFR 105.9 mL/（min · 1.73 m^2），K^+ 4.56 mmol/L，Na^+ 131.8 mmol/L。

CRP 3.8 mg/L。PCT ＜ 0.05 ng/mL。

$CD4^+$T 淋巴细胞计数 30 个 /μL。HIV-RNA 197 523 copies/mL。

动脉血气：pH 7.434，PCO_2 29.7 mmHg，PO_2 65.9 mmHg，SO_2 93.3%。

真菌 D- 葡聚糖 272.1 pg/mL。LDH 363 U/L。

支气管肺泡灌洗液：特殊染色 PAS（–），六胺银染色（–），抗酸染色（–）。分子 PCR 结果：分枝杆菌菌种鉴定基因检测（–），PCP 荧光定量 PCR（+）。镜检可见呼吸上皮细胞及炎细胞，结合分子检测结果符合 PCP 感染。

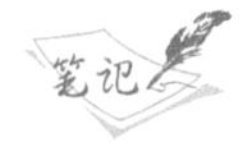

胸部 CT 平扫（图 18-1）：两肺弥漫对称磨玻璃密度影，内见细网格影，双肺上叶见部分实性成分。

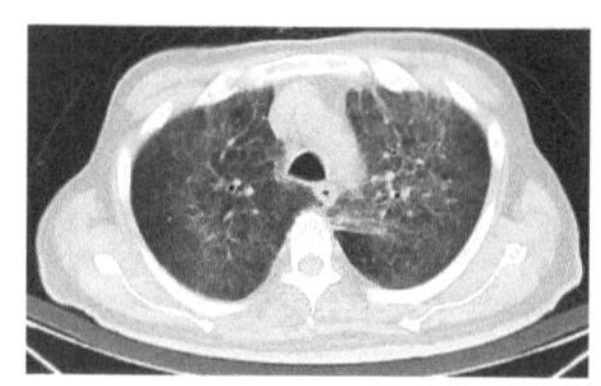 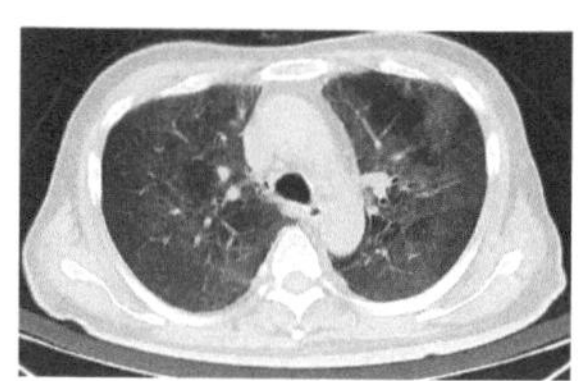 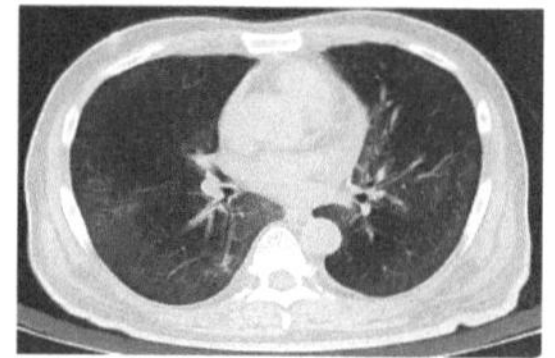

图 18-1 胸部 CT 平扫

【诊断】

艾滋病、肺孢子菌肺炎。

【治疗经过】

患者免疫缺陷状态，20 天前出现咳嗽、气喘并逐渐加重，血气分析提示低氧血症，胸部 CT 可见双肺弥漫性磨玻璃密度影，临床诊断肺孢子菌肺炎。入院后嘱患者卧床休息，予以鼻导管吸氧，氧流量 3L/min，给予复方磺胺甲噁唑片每次 3 片、每日 3 次口服。同时加用泼尼松龙每次 40 mg、每日 2 次，口服 5 天后，减量为每次 20 mg、每日 2 次，口服 5 天，减量为每次 20 mg、每日 1 次，口服 11 天后停用。并于抗 PCP 治疗 1 周后启动抗病毒治疗，方案为比克恩丙诺片（BIC/FTC/TAF）。患者咳嗽、气喘逐渐减轻，复查动脉血气示低氧血症好转，PO_2 97 mmHg，SO_2 97.7%。患者病情好转后出院。

【随访】

患者继续口服复方磺胺甲噁唑片治疗 3 周后调整为每次 2 片、每日 1 次的预防剂量，继续规律口服比克恩丙诺片（BIC/FTC/TAF）抗病毒治疗。半年后复查 HIV-RNA 降至检测下限以下，$CD4^{+}T$ 淋巴细胞计数升至 200 个 /μL 以上。

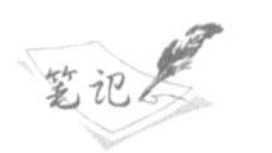

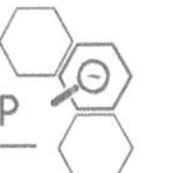

病例分析

患者 10 个月前发现 HIV 抗体阳性，但未进一步诊治，直至出现咳嗽、气喘的临床表现时就诊，HIV 感染进入艾滋病期，出现肺孢子菌肺炎。肺孢子菌肺炎为 HIV/AIDS 患者最常见的机会性感染，发病率为 70% ～ 80%，其中 90% 的肺孢子菌肺炎患者的 $CD4^{+}T$ 淋巴细胞计数＜ 200 个 /μL。如果不及时治疗，病死率极高。在合并 HIV 感染的患者中，肺孢子菌肺炎常亚急性起病，表现为进行性呼吸困难、发热、干咳、胸部不适，几天至几周内恶化，轻症患者休息时肺部检查正常，劳累时有气促、心动过速、弥漫性干啰音，常合并鹅口疮，出现低氧血症、LDH ＞ 500 mg/dL。肺孢子菌肺炎诊断的金标准为合格呼吸道标本中检出肺孢子菌。血清 G 试验（1,3- β -D- 葡聚糖）亦是诊断 PCP 的有效方法之一，其特点是阴性预测值较高。LDH 的检测虽无特异性，但是在病情进展较快时显著升高，有效治疗后下降，可动态反映 PCP 患者肺部炎症反应及病变的严重程度，与患者氧合指数的下降呈正相关。胸部高分辨率 CT 是首选的影像学检查方法，磨玻璃征是最常见、最早期的影像学征象，以肺门周围及双肺中、下部为主，继而出现间质改变。

肺孢子菌肺炎的治疗首选复方磺胺甲噁唑片，相较非 HIV 感染而言，由于合并 HIV 感染的 PCP 患者病原体负荷更高且临床起效较慢，故推荐治疗疗程为 21 天。并建议在诊断肺孢子菌肺炎后 2 周内启动抗病毒治疗。对肺孢子菌肺炎治疗的反应性取决于应用的药物、既往 PCP 的次数、肺部疾病严重程度、免疫缺陷程度、治疗时机和合并症。此外，治疗期间需要密切评估治疗反应和尽快发现毒副作用，复方磺胺甲噁唑片的毒副反应主要包括皮疹（30% ～ 55%）、发

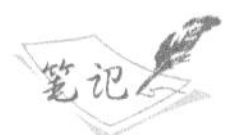

热（30%～40%）、白细胞减少（30%～40%）、血小板减少（15%）、氮质血症（1%～5%）、肝炎（20%）、高钾血症。

肺孢子菌肺炎预防治疗为口服复方磺胺甲噁唑片每天1片，至启动抗病毒治疗后CD4⁺T淋巴细胞计数增加到＞200个/μL，持续3个月以上后可停止预防治疗。若CD4⁺T淋巴细胞计数下降至＜100个/μL应再次开始PCP的预防，如果CD4⁺T淋巴细胞计数为100～200个/μL，HIV-RNA在检测下限以下，可以不用预防PCP治疗。

杨涤教授病例点评

这是一例典型的艾滋病合并PCP病例。患者10个月前已经发现HIV感染，当时未进行进一步检测，也未及时启动抗病毒治疗。多数HIV感染相关的并发症发生在CD4⁺T淋巴细胞计数低于200个/μL时，此患者发病时CD4⁺T淋巴细胞计数已经降至30个/μL，处于严重免疫抑制阶段，大大增加了发生严重并发症的风险，增加了死亡率及经济负担。国际及中国的HIV治疗指南均已建议发现即治疗，可大大降低HIV感染者的死亡风险并降低HIV的传播率。复方磺胺甲噁唑片是治疗PCP首选的药物，治疗效果好且价格低廉，但是应注意其副反应，如过敏、肝肾损伤、骨髓抑制等。对于PO_2低于70 mmHg的患者，如无绝对禁忌证，应给予糖皮质激素治疗以减轻肺部炎症反应，改善氧合。CD4⁺T淋巴细胞计数低于200个/μL时应注意常规给予复方磺胺甲噁唑片进行预防PCP。

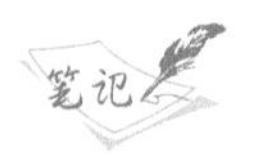

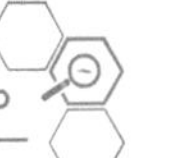

【参考文献】

1. Panel on Opportunistic Infections in Adults and Adolescents with HIV. Guidelines for the prevention and treatment of opportunistic infections in adults and adolescents with HIV：recommendations from the Centers for Disease Control and Prevention，the National Institutes of Health，and the HIV Medicine Association of the Infectious Diseases Society of America.（2021-08-18）[2021-10-19]. https：//clinicalinfo. hiv. gov/sites/default/files/guidelines/documents/Adult_OI. pdf.
2. 中华医学会感染病学分会艾滋病丙型肝炎学组，中国疾病预防控制中心 . 中国艾滋病诊疗指南（2021 年版）. 中华传染病杂志，2021，39（12）：715-735.
3. 张德发 . HIV 感染者及非感染者中肺孢子菌肺炎的诊疗进展 . 中国艾滋病性病，2022，28（7）：868-871.
4. 王瑜琼，黄琳娜，詹庆元 . 肺孢子菌肺炎诊断方法的研究进展 . 中华结核和呼吸杂志，2020，43（10）：878-880.

（段毓姣　整理）

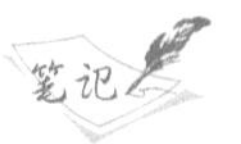

病例 19
艾滋病合并隐球菌脑膜炎

病历摘要

【基本信息】

男性，50 岁。2021 年 8 月 18 日入院。

主诉：发热伴头痛 2 周，HIV 抗体筛查有反应 1 周。

现病史：2 周前无明显诱因出现发热，体温 38.7℃，略有头痛，就诊于外院，给予对症治疗。后家属发现患者意识模糊，就诊于外院，查头颅 MRI 提示脑白质脱髓鞘、腔隙性脑梗死、鼻咽顶壁软组织增厚，胸部 CT 提示双肺散在小结节、散在索条影、少量胸腔积液、双侧胸膜局部增厚，脑脊液相关检查：隐球菌抗原阳性，UCFP 大于 300 mg/dL，G-LU 2 mmol/L，Cl^{-} 117 mmol/L，白细胞 80 个 /μL，单核细胞百分比 80%。血梅毒 TPPA 阳性，HIV 抗体筛查有反应。

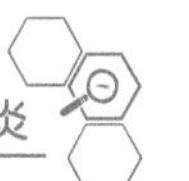

1 周前于某医院就诊，其间患者间断意识模糊，查血 HIV-RNA：202 780 copies/mL，脑脊液检查：RPR 阴性，UCFP 96.1 mg/dL，G-LU 2.53 mmol/L，Cl^- 14.7 mmol/L，白细胞计数 744 个 /μL，单核细胞百分比 96%。血及脑脊液隐球菌抗原均阳性，脑脊液墨汁染色阴性，$CD4^+$T 淋巴细胞计数 154 个 /μL，脑脊液高通量测序提示新生隐球菌及 EBV。考虑隐球菌脑膜炎，给予氟康唑 900 mg 每日 1 次静脉滴注联合氟胞嘧啶 6 g/d 抗感染治疗，意识逐渐好转。2 天前出现精神异常、胡言乱语、被害妄想，出院就诊于某精神病专科医院，给予奥氮平口服，服用 2 粒后精神异常稍有好转。为进一步诊治收入我科。

流行病学史：否认不洁性行为史，否认输血史，否认静脉吸毒史。

既往史：无特殊。

个人史：无特殊。

【体格检查】

体温 36.6℃，脉搏 89 次 /分，呼吸 20 次 / 分，血压 124/89 mmHg，体重 59 kg。

神志清楚，精神欠佳，查体合作。周身未见皮疹，未见淤点、淤斑及皮下出血，未见水肿，全身浅表淋巴结未触及异常肿大。双侧瞳孔等大等圆，双侧瞳孔对光反射灵敏。颈抵抗，颏胸距四横指，双肺呼吸音清，未闻及干湿啰音及胸膜摩擦音。心率 89 次 / 分，律齐，各瓣膜听诊区未闻及病理性杂音。腹部平坦柔软，全腹无压痛及反跳痛，肝、脾、胆囊未触及，Murphy 征阴性，肠鸣音正常，4 次 / 分。双下肢无水肿，四肢肌力、肌张力正常，Kernig 征阴性，Brudzinski 征阴性。

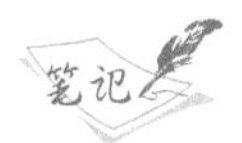

【辅助检查】

血常规：WBC 4.38 × 10^9/L，NE% 48.20%，LY% 41.50%，HGB 137.00 g/L，PLT 176.00 × 10^9/L。ESR 20.00 mm/h。PCT ＜ 0.05 ng/mL。CRP 1.0 mg/L。LAC 1.95 mmol/L。肝肾功能基本正常。

腰椎穿刺测压大于 330 mmH_2O。

脑脊液化验：①生化：UCFP 103.2 mg/dL，Cl^- 119.5 mmol/L，GLU 3.16 mmol/L。②常规：无色透明，总细胞 538 个 /μL，白细胞 438 个 /μL，单核细胞百分比 99%，多核细胞百分比 1%。③其他：五管糖 1 ～ 5 管阳性；潘氏试验阳性；抗酸染色阴性；墨汁染色见到隐球菌；新型隐球菌抗原阳性；梅毒：TRUST 阴性，TPPA 阴性；梅毒荧光抗体吸附试验（IgG+IgM）：FTA-ABS-IgG 阴性，FTA-ABS-IgM 阴性；结核分枝杆菌复合群及利福平耐药基因检测阴性；GM 检测：0.066；结核分枝杆菌复合群及利福平耐药基因检测阴性；HIV-RNA 286 596 copies/mL。脑脊液细菌 + 真菌培养：无细菌生长，无真菌生长。

血新型隐球菌抗原：阳性。真菌 D- 葡聚糖检测：11.10 pg/mL。乙肝五项及丙肝均阴性。梅毒：TRUST 阴性，TPPA 阳性。T-SPOT 阴性。（全血）EBV-DNA 7.89 × 10^4 copies/mL。

HIV-RNA 473 138 copies/mL。$CD4^+$ T 淋巴细胞计数 131 个 /μL。*HLA-B5701* 基因型检测：阴性。HIV 耐药基因检测：对 PI、NRTI、NNRTI、INSTI 均敏感。

腹部超声：肝门区淋巴结可见。

超声心动图：主动脉瓣反流（轻度），主动脉窦部及升主动脉轻度增宽。

心电图：窦性心律，正常 ECG。

胸部 CT 平扫：两肺、右侧叶间胸膜下及肋胸膜多发结节，较大

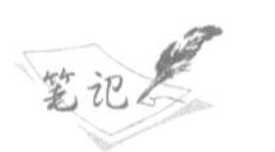

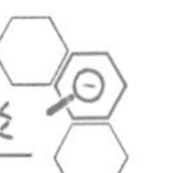

者位于左肺上叶，炎性结节可能，建议定期复查。两侧腋窝多发小淋巴结。两侧胸膜局部稍增厚。

腹部 CT 平扫：右肾小结石。

盆腔 CT 平扫：膀胱结石，请结合临床，必要时复查。双侧腹股沟区稍肿大淋巴结。

头颅 MRI 增强：脑白质脱髓鞘改变？随诊观察。

【诊断】

HIV 感染（艾滋病期）、隐球菌脑膜炎。

【治疗经过】

脑脊液检查提示白细胞、蛋白升高，外院脑脊液高通量测序结果为新生隐球菌，血液及脑脊液隐球菌抗原均为阳性，入院后腰椎穿刺提示脑脊液压力大于 330 mmH_2O，细胞数升高，以单核细胞为主，脑脊液墨汁染色阳性，据此，隐球菌脑膜炎诊断明确。给予氟康唑（每次 600 mg，每日 2 次静脉滴注）+ 氟胞嘧啶（每次 1.5 g，每日 4 次口服）抗隐球菌治疗。患者头痛好转，体温正常，复查腰椎穿刺，脑脊液压力逐渐减低，细胞数及蛋白较前降低。脑脊液：UCFP 65.7 mg/dL，GLU 2.57 mmol/L，Cl^- 123.0 mmol/L，脑脊液墨汁染色未见隐球菌，常规：白细胞 49 个 /μL。

2021 年 9 月 16 日启动 ART，方案为替诺福韦 + 拉米夫定 + 依非韦伦（TDF+3TC+EFV 400 mg）。

病例分析

（1）隐球菌病原学特点：隐球菌属是一种腐生性真菌，新型隐球菌和格特隐球菌是常见的致病菌；隐球菌呈圆形或卵圆形，直径

2 ～ 12 μm；菌体周围有肥厚的荚膜，折光性强，染色不易着色；墨汁染色后可见隐球菌细胞周围有一圈透亮的厚荚膜。

（2）发病机制：荚膜多糖是隐球菌的主要致病因子，可抑制人体免疫细胞的吞噬，促使和诱导免疫无应答，降低人体对病原菌的抵抗力。此外，黑色素和磷脂酶 B1 也是隐球菌的重要致病因子。隐球菌具有嗜中枢神经系统性，可穿透血脑屏障，引起中枢神经系统感染。

（3）流行病学：①传染源：带菌的鸽粪和土壤（尤其是种植了桉树或针叶类树木的土壤）是隐球菌病的主要传染源。②传播途径：A. 吸入空气中气溶胶化的隐球菌孢子，孢子入肺后可随血液到达全身，此为最主要途径。B. 皮肤开放性创面接触。C. 误食带菌食物，由胃肠道播散引起感染。D. 器官移植。③易感人群：人类对隐球菌普遍易感，不同类型的隐球菌针对的易感人群有所差异。新型隐球菌主要感染免疫缺陷人群，如 HIV 感染者（特别是 $CD4^{+}T$ 淋巴细胞计数＜ 100 个 /μL 人群）或长期服用免疫抑制剂者等。格特隐球菌因能逃避或抑制宿主的保护性免疫反应，主要感染免疫正常人群。

（4）临床表现：隐球菌性脑膜炎多为亚急性、慢性起病（1 ～ 2 周），早期常有低热或头痛；之后逐渐出现颅内高压症状、视物模糊、脑膜刺激征、意识障碍；颅神经损害（以视神经损害最多见）；少数有癫痫、精神异常。

（5）诊断：①腰椎穿刺：脑脊液压力升高最具诊断价值，约 2/3 的患者＞ 200 mmH_2O。②脑脊液常规：白细胞计数可正常或轻度异常。③生化：蛋白可正常或＜ 30 mg/dL，葡萄糖可正常也可轻度减低。

上述病史、体征、实验室检查加上病原学检查出现以下阳性结果之一者，即可诊断：①脑脊液墨汁染色镜检发现隐球菌。②血或脑脊液隐球菌培养阳性。③血或脑脊液隐球菌荚膜抗原阳性。④血或脑

脊液隐球菌抗体或核酸检测阳性。⑤组织病理学检查发现隐球菌。

（6）治疗：对于艾滋病合并隐球菌性脑膜炎的患者，标准的抗真菌方案包括诱导期、巩固期、维持期 3 个阶段。

1）诱导期（本期治疗方案较多）：① DHHS 2022 年指南推荐两性霉素 B[0.7 ～ 1 mg/（kg · d）] 联合氟胞嘧啶 [100 mg/（kg · d），分 4 次口服]，疗程≥ 2 周，这是目前国内应用较多的治疗方案。② WHO 2022 年指南推荐两性霉素 B[1 mg/（kg · d）] 联合氟胞嘧啶 [100 mg/（kg · d），分 4 次口服] 治疗 1 周，继以大剂量氟康唑（1200 mg/d）治疗 1 周，总疗程为 2 周。

两性霉素 B 脂质体 [3 ～ 4 mg/（kg · d）] 或两性霉素 B 脂质体复合物 [5 mg/（kg · d）] 可用作两性霉素 B 替代物，这些制剂的肾毒性和输注反应更少，且疗效与两性霉素 B 相当，但目前进口的两性霉素 B 脂质体或两性霉素 B 脂质体复合物可及性差，而国产同类产品不良反应较多，是否适于以两性霉素 B 作为替代治疗仍需研究证实。此外，当患者不能耐受两性霉素 B 或该药物无法获取时，可采用氟康唑（≥ 1200 mg/d，口服或静脉滴注）联合氟胞嘧啶。

关于诱导期抗真菌治疗的疗程，应根据抗真菌治疗方案确定，并遵循个体化原则。对于完成诱导方案所需的剂量与疗程，病情好转且真菌学指标控制良好者（脑脊液隐球菌培养阴性 2 次及以上），考虑诱导成功，可结束诱导期并进入巩固期治疗。对于完成首选方案所需的剂量与疗程，但病情好转不明显或脑脊液隐球菌培养仍未转阴者，可适当延长疗程。

2）巩固期：氟康唑 800 mg/d，疗程至少 8 周是各大指南推荐及我国常用的巩固期方案。

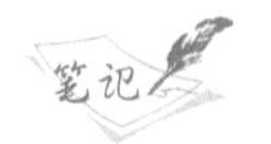

3）维持期：氟康唑（200 mg/d）是最常用的维持期方案。艾滋

病合并隐球菌性脑膜炎患者 $CD4^+T$ 淋巴细胞计数一般处于很低的水平，过早停止抗真菌治疗后复发和再感染风险极高，我国 2021 年指南及 DHHS 2022 年指南均推荐在巩固期治疗结束后仍需进行至少 1 年的维持治疗。WHO 2022 年指南则推荐维持期需治疗直到患者获得病毒学抑制，并且 $CD4^+T$ 淋巴细胞计数＞ 200 个 /μL。

结合该病例特点，患者为中年男性，$CD4^+T$ 淋巴细胞计数 131 个 /μL，艾滋病合并隐球菌脑膜炎诊断明确。该患者整体病情相对较轻，于外院给予氟康唑 + 氟胞嘧啶后意识好转，入院后继续给予氟康唑 1200 mg/d 静脉滴注 + 氟胞嘧啶 6 g/d 口服。本病例患者腰椎穿刺时脑脊液压力大于 330 mmH_2O，给予放脑脊液后压力基本恢复正常，每周复查腰椎穿刺，脑脊液压力逐渐降低且各项指标及临床症状均好转，治疗较顺利。而对于有些即使应用适当的抗真菌药物和脑脊液引流方法，患者仍持续高脑脊液压力的病例，可考虑脑室 – 腹腔分流作为一种治疗选择。

郜桂菊教授病例点评

大多数与艾滋病毒相关的隐球菌感染是由新型隐球菌引起的，在有效的 ART 到来之前，高收入国家有 5% ～ 8% 的艾滋病患者患有播散性隐球菌，目前的估计表明，全世界每年约有 280 000 例艾滋病患者感染隐球菌，该疾病占艾滋病相关死亡人数的 15%。总体而言，在 $CD4^+$ T 淋巴细胞计数＜ 100 个 /mm^3 的人群中观察到 HIV 感染者中 90% 的隐球菌病例，随着 ART 的推广，隐球菌病的发病率在下降。隐球菌脑膜炎亚急性起病，感染后 2 周发病，发热、头痛、乏力，累及脑实质，可以出现嗜睡、精神改变、性格改变、记忆力减退、抽搐

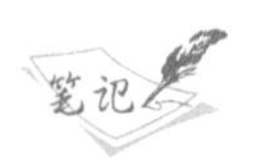

等，颈项强直和畏光见于 1/4 ～ 1/3 的患者，脑脊液中蛋白水平轻度升高，糖正常或轻度下降，颅内压力升高，墨汁染色阳性或见到酵母菌。隐球菌病可以通过培养、脑脊液显微镜检查、隐球菌抗原检测或脑脊液聚合酶链反应来诊断。在 HIV 相关隐球菌性脑膜炎患者中，约 50% 的血培养呈阳性，约 80% 的脑脊液培养呈阳性。沙氏葡萄糖琼脂平板上可见的隐球菌菌落一般在 7 天内即可检测到。在常规的脑脊液革兰氏染色制剂中偶尔会发现隐球菌是染色较差的革兰氏阳性酵母菌。脑脊液的印度墨水染色显示 60% ～ 80% 的病例中有包囊酵母。治疗包括 3 个阶段：诱导、巩固和维持。诱导期首选两性霉素 B 联合氟胞嘧啶，如果不能耐受，可以选择氟康唑联合氟胞嘧啶，巩固期选用氟康唑 800 mg/d，维持期选用氟康唑 200 mg/d，指南建议抗真菌治疗 4 ～ 6 周后启动抗病毒治疗，直至免疫功能重建。

【参考文献】

1. 中华医学会感染病学分会艾滋病丙型肝炎学组，中国疾病预防控制中心 . 中国艾滋病诊疗指南（2021 年版）. 中国艾滋病性病，2021，27（11）：20.
2. “十三五”国家科技重大专项艾滋病机会性感染课题组，陈耀凯，吴昊，等 . 艾滋病合并隐球菌病临床诊疗的专家共识 . 西南大学学报：自然科学版，2020，42（7）：19.
3. Guidelines for the Prevention and Treatment of Opportunistic Infections in Adults and Adolescents with HIV. [2024-02-28]. https://clinicalinfo.hiv.gov/sites/default/files/guidelines/documents/adult-adolescent-oi/guidelines-adult-adolescent-oi.pdf.
4. Guidelines for Diagnosing，Preventing and Managing Cryptococcal Disease among Adults，Adolescents and Children living with HIV. Geneva：World Health Organization，2022.

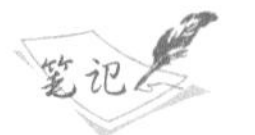

（徐秋华　整理）

病例 20
艾滋病合并念珠菌食管炎

病历摘要

【基本信息】

男性，36 岁。2021 年 01 月 08 日入院。

主诉：发现 HIV 抗体阳性 2 月余，胸骨后烧灼感 5 天。

现病史：患者 2 个多月前因活动后胸闷就诊于外院发现 HIV 抗体筛查试验阳性，补充试验阳性，后就诊于我院，检查 $CD4^+$T 淋巴细胞 16 个 /μL，HIV-RNA 49 663 copies/mL，行支气管镜等检查后考虑“艾滋病、肺孢子菌肺炎、口腔念珠菌感染”，给予复方磺胺甲噁唑片治疗后稳定好转。2 个月前开始替诺福韦 + 拉米夫定 + 依非韦伦（TDF+3TC+EFV）抗 HIV 治疗，HIV 耐药基因检测回报提示 EFV 耐药，后调整为替诺福韦 + 拉米夫定 + 克力芝（TDF+3TC+LPV/r）。

5 天前患者无明显诱因出现胸骨后烧灼感，伴呃逆，食欲下降，无恶心、呕吐，无胸闷、胸痛、呼吸困难，服用抑酸药无缓解。现为进一步诊治收入我科。

近 2 个月以来，患者睡眠可，精神可，小便正常，偶有腹泻，1 ～ 2 次 / 日，近 2 个月体重升高 3 kg。

流行病学史：5 年前曾有同性性行为史，否认吸毒史，否认输血史。

既往史：无特殊。

个人史：否认吸烟饮酒史。

家族史：无特殊。

【体格检查】

体温 36.7℃，脉搏 87 次 / 分，呼吸 21 次 / 分，血压 130/98 mmHg，身高 175 cm，体重 61 kg。

患者神志清楚。前胸散在陈旧性皮疹，全身浅表淋巴结未触及异常肿大。口腔黏膜未见溃疡及白斑。颈软无抵抗，双肺呼吸音清，未闻及干湿啰音及胸膜摩擦音。心率 87 次 / 分，律齐，各瓣膜听诊区未闻及病理性杂音。腹部平坦柔软，全腹无压痛及反跳痛，腹部未触及包块，肝、脾、胆囊未触及，Murphy 征阴性，麦氏点无压痛，肠鸣音正常，4 次 / 分。四肢肌力、肌张力正常，双侧 Babinski 征阴性，Kernig 征阴性，Brudzinski 征阴性。

【辅助检查】

血常规：WBC 6.33 × 10^9/L，NE% 63.10%，HGB 117.0 g/L，PLT 299.0 × 10^9/L。

ALT 12.4 U/L，ALB 38.0 g/L。凝血功能、心肌酶、尿便常规大致正常。

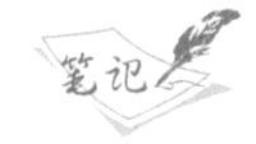

IL-6 20.35 pg/mL。ESR 45.0 mm/h。CRP 13.7 mg/L。真菌 D-葡聚糖 27.50 pg/mL。PCT 0.14 ng/mL。

肺炎支原体抗体测定：MP 阳性（1 ∶ 80）。疱疹组合：HSV-Ⅰ-IgG 阳性。HSV-Ⅰ-IgM、弓形体组合、巨细胞病毒抗体检测 IgM、EB 病毒抗体检测，结核抗体均阴性反应。（血）CMV-DNA ＜ 500 copies/mL。T-SPOT 阴性。

辅助性 T 细胞亚群：$CD3^{+}CD4^{+}$ 119 个 /μL。

心电图：窦性心律，正常心电图。

胸部 CT：右侧胸膜局部增厚、右肺下叶钙化灶。

电子胃镜（图 20-1）：上中段黏膜散在雪花样黏膜白斑，不易拭去；下段可见斑片样水肿及点状糜烂。诊断意见：念珠菌食管炎。

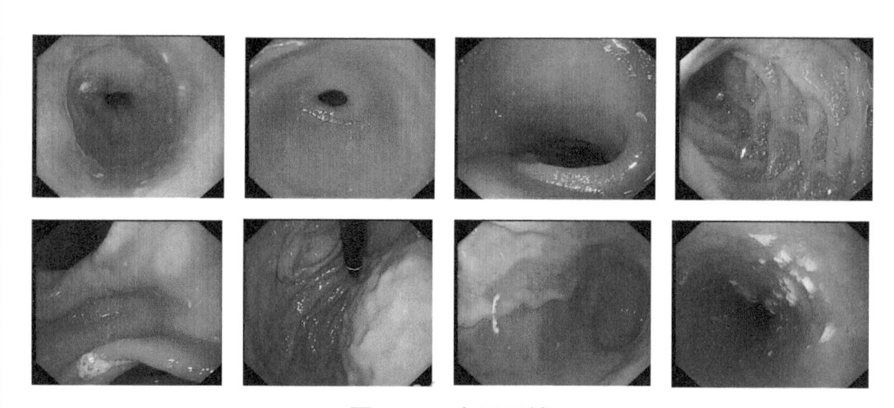

图 20-1 电子胃镜

【诊断】

艾滋病、念珠菌食管炎。

【治疗经过】

念珠菌食管炎诊断较明确，给予氟康唑 400 mg，每日 1 次口服，患者胸骨后烧灼感好转、逐渐消失，嘱出院后继续口服氟康唑至总疗程 14 天。

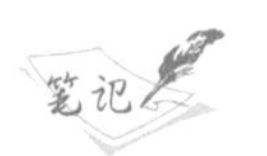

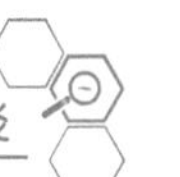

病例分析

本患者 2 个月前有口腔念珠菌感染病史，本次主要表现为胸骨后烧灼感伴呃逆，$CD4^+$T 淋巴细胞计数仍小于 200 个 /μL。其他病原体感染（如巨细胞病毒、引起食管炎的单纯疱疹病毒）及非感染性疾病也可导致类似的症状，需要进一步进行相关检查和内镜检查来鉴别及明确诊断。胃镜检查提示食管上中段黏膜散在雪花样黏膜白斑，考虑念珠菌食管炎，给予氟康唑治疗后患者症状好转，诊断治疗较顺利。

郜桂菊教授病例点评

口咽部或食管念珠菌病的发生被认为是免疫抑制的指标，并且在 $CD4^+$ T 淋巴细胞计数＜200 个 /μL 的患者中最常观察到。抗反转录病毒疗法的出现使得口咽和食管念珠菌病的患病率急剧下降，难治性疾病病例显著减少。食管念珠菌病通常表现为胸骨后灼痛或不适并伴有吞咽痛；偶尔可以是无症状的。内镜检查显示白色斑块。斑块也可能会发展为食管黏膜的浅表溃疡，伴有中央或外周白色渗出物。诊断通常是根据症状加上对治疗的反应，或在没有组织病理学检查的情况下根据胃镜下的病变加上真菌涂片或刷除来确定。该病的明确诊断需要直接内镜检查病变，组织病理学显示组织中特有的念珠菌形式，并通过真菌培养和菌种鉴别确认。有效治疗食管念珠菌病需要全身性抗真菌。氟康唑（口服或静脉滴注）或口服伊曲康唑溶液，14 ～ 21 天的疗程，非常有效。与口咽念珠菌病一样，伊曲康唑胶囊治疗食管念珠菌病的效果不如氟康唑。为期 2 周的艾沙

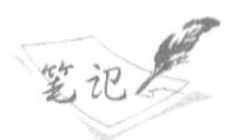

康唑，以 200 mg 的初始负荷剂量口服给药，每天 1 次每次 50 mg；或 400 mg 的负荷剂量，每天 1 次每次 100 mg；或每周 1 次每次 400 mg，对于无并发症的食管念珠菌病也与氟康唑一样有效。抗病毒治疗不宜延迟。

【参考文献】

1. 中华医学会感染病学分会艾滋病丙型肝炎学组，中国疾病预防控制中心．中国艾滋病诊疗指南（2021 年版）. 中国艾滋病性病，2021，27（11）：20.
2. Guidelines for the Prevention and Treatment of Opportunistic Infections in Adults and Adolescents with HIV. [2024-02-28]. https://clinicalinfo.hiv.gov/sites/default/files/guidelines/documents/adult-adolescent-oi/guidelines-adult-adolescent-oi.pdf.

（徐秋华　整理）

病例 21
艾滋病合并马尔尼菲篮状菌病

病历摘要

【基本信息】

男性，37 岁，2020 年 9 月 16 日入院。

主诉：发现 HIV 抗体阳性 7 年余，间断发热 1 个月。

现病史：7 年前发现 HIV 抗体阳性，未治疗。8 个月前开始逐渐消瘦，2 个月前自行就诊于当地医院，开始启动 ART，方案为替诺福韦 + 拉米夫定 + 依非韦伦（TDF+3TC+EFV）。1 个月前无明显诱因开始间断发热，体温 38℃，伴畏寒，无寒战，无咳嗽、咳痰，自行服用感冒药及退烧药治疗，后发展为每日发热，体温高峰上升，伴盗汗、乏力，无咳嗽、咳痰，无头痛、头晕，无腹痛、腹泻。3 周前就诊于外地某医院，查肺 CT 提示双肺血行播散型肺结核，给予异烟

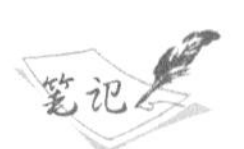

肼、左氧氟沙星、阿米卡星及乙胺丁醇抗结核治疗。1 天前血培养出霉样菌生长，加用氟康唑抗真菌治疗（剂量不详）。给予保肝、甲泼尼龙抗炎、多西环素驱梅等治疗。患者仍有间断高热，为进一步诊治收入我科。近期食欲差，进食欠佳，近 3 ～ 4 天未排大便，小便正常，体重近半年减轻 5 kg。

流行病学史：有同性性行为史，否认静脉吸毒史。2008 年曾因右下肢外伤输血 1 次，量不详。

既往史：平素健康状况一般。7 年前诊断梅毒，具体不详，曾肌内注射青霉素治疗 1 次，后再次治疗时青霉素皮试阳性。否认高血压、冠心病、糖尿病病史，否认其他传染病病史，否认食物过敏史。2008 年因右下肢外伤曾行手术治疗。

个人及婚育史：无地方病疫区居住史，无传染病疫区生活史，无冶游史，否认吸烟史，否认饮酒史，未婚未育。

【体格检查】

体温 40℃，脉搏 125 次 / 分，呼吸 25 次 / 分，血压 110/97 mmHg，体重 63 kg。

神志清楚，精神不振，自主体位，查体合作。面部及前胸可见散在丘疹。右颈后可触及一大小为 1 cm × 1 cm 淋巴结，质软，活动度好，无触痛。双肺呼吸音清，未闻及干湿啰音及胸膜摩擦音。心率 125 次 / 分，律齐，未闻及病理性杂音。腹部饱满，肝剑突下五指，全腹无压痛及反跳痛，肠鸣音正常，4 次 / 分。肛门、外生殖器未见异常。双下肢无水肿，四肢肌力、肌张力正常，双侧 Babinski 征阴性，Kernig 征阴性，Brudzinski 征阴性。

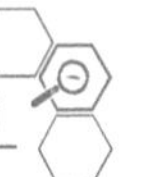

【辅助检查】

（1）外院检查

ESR 39 mm/h。血生化：ALT 68.8 U/L，AST 129 U/L，GGT 340.1 U/L。血常规：WBC 1.53×10^9/L。血培养：有霉样菌生长。

（2）本院检查

动脉血气分析（未吸氧）：pH 7.514，PCO_2 3.37 kPa，PO_2 10.43 kPa，HCO_3^- 20.60 mmol/L，BE −2.50 mmol/L。血常规：WBC 0.23×10^9/L，NE% 52.20%，NE 0.12×10^9/L，HGB 85.0 g/L，HCT 24.30%，PLT 91.0×10^9/L。肝功能：ALT 76.4 U/L，AST 219.4 U/L，TBIL 22.2 μmol/L，DBIL 18.9 μmol/L，ALB 22.7 g/L，LDH 1225.8 U/L，GGT 355.6 U/L，CHE 2262 U/L。CRP 260.9 mg/L。IL-6 467.70 pg/mL。PCT 38.59 ng/mL。ESR 21.00 mm/h。真菌 D- 葡聚糖 207.80 pg/mL。凝血组合：PT 13.30 s，PT 比值 1.23，INR 1.23，FDP 26.82 μg/mL，PTA 74.00%，DD 14.69 mg/L。RET% 0.830%。

T、B、NK 细胞计数：$CD3^+CD4^+$ 5 个 /μL，Ratio 0.09。

尿 11 项检查 + 全自动尿沉渣分析：PRO（2+），URO（2+），BIL（1+）。

甲状腺激素系列：$T_3 < 0.40$ ng/mL，FT_3 1.26 pg/mL。

粪便常规、肾功能：正常。肌红蛋白 + 肌钙蛋白 +CK-MB、肿瘤系列、自身免疫肝病：正常；

新型隐球菌抗原、结核抗体、乙肝五项、丙肝病毒抗体、肺炎支原体抗体、新型疱疹组合Ⅰ型 +Ⅱ型抗体、弓形体组合、CMV-IgM、EBV-IgM：均为阴性。

梅毒：TRUST 阴性，TPPA 阳性。

腹部 CT 平扫：肝、脾增大。肝内密度普遍减低，肝细胞水肿？

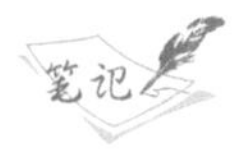

建议必要时行 MRI 进一步检查或复查。肝内淋巴淤滞可能性大，建议必要时行 MRI 进一步检查。胆囊壁水肿、增厚，请结合临床。极少量腹腔积液。

胸部 CT 平扫：两肺粟粒性结节，血行播散型肺结核可能性大。纵隔内多发肿大淋巴结，淋巴结核不能除外。右肺中叶结节灶，建议复查。心包少量积液。右侧少量胸腔积液，右侧斜裂叶间胸膜积液。

腹部超声：肝大、脂肪肝（轻度）、脾大、腹腔积液、肝门区淋巴结肿大、胆囊壁增厚双边、左肾囊肿。

头颅 CT 平扫：未见明显异常。

盆腔 CT 平扫：盆腔积液。

下肢血管：双下肢动脉未见明显异常，双下肢深静脉未见明确血栓形成。

超声心动图：二尖瓣反流（轻度），三尖瓣反流（轻度）。

【诊断】

艾滋病、脓毒症、真菌败血症？肺结核？肝损伤、白细胞减少、中度贫血、血小板减低、低白蛋白血症。

【治疗经过】

入院第一天（9 月 16 日）：患者畏寒、寒战，T_{max}：41℃，PCT、CRP 明显升高，考虑存在脓毒症，予以亚胺培南西司他丁 1 g、每 8 小时 1 次静脉滴注抗感染治疗，并给予适当补液治疗。轻度贫血，网织红细胞计数不高，粒细胞缺乏，血小板减低，考虑与严重感染骨髓抑制有关，给予粒细胞刺激因子。G 试验结果异常升高，外院血培养提示霉样菌，予以伏立康唑抗真菌治疗。同时调整 EFV 为 DTG。

入院第二天（9 月 17 日）：T_{max}：40.5℃，晚间排黄稀便 4 次。

入院第三天（9 月 18 日）：T_{max}：40.3℃，乏力明显，无喘憋，

上午排稀水样便 2 次，呕吐 2 次，为白色黏液。今日补充病史，既往有口吸冰毒史，半年前曾去过广东。陪护诉患者自昨天开始出现幻觉，诉门外有警察。

治疗调整：因亚胺培南西司他丁及伏立康唑均可引起精神症状，更换为美罗培南 1 g、每 8 小时 1 次静脉滴注及伊曲康唑口服（前 3 天每次 200 mg、每日 3 次，随后每次 200 mg、每日 2 次）抗感染治疗。加用复方磺胺甲噁唑片 2 片 / 日预防肺孢子菌肺炎。

9 月 21 日 GM 检测：0.58（阴性：＜ 0.5，阳性：≥ 0.5）；血培养回报：马尔尼菲篮状菌。

治疗调整：伊曲康唑抗真菌治疗，患者症状改善不明显，给予 PICC 置管，准备应用两性霉素 B。

9 月 22 日开始应用小剂量两性霉素 B（5 mg 开始），T_{max}：38.3℃。

9 月 23 日两性霉素 B 加至 10 mg。体温正常。

9 月 24 日两性霉素 B 加至 20 mg。体温正常。

9 月 25 日复查肝功能：ALT 83.3 U/L，AST 77.0 U/L，TBIL 15.0 μmol/L，DBIL 9.8 μmol/L，ALB 32.2 g/L，GGT 321.7 U/L，ALP 178 U/L。两性霉素 B 加至足量 40 mg、每日 1 次静脉滴注 [0.7 mg/（kg · d），63 kg]，同时停用伊曲康唑。患者转氨酶呈上升趋势，考虑两性霉素 B 相关肝损害，加强保肝治疗。9 月 22 日痰检回报：痰细菌 + 真菌 + 嗜血杆菌培养示嗜麦芽窄食单胞菌，对米诺环素、头孢他啶、氯霉素、左氧氟沙星等均敏感，继续应用美罗培南抗感染治疗。

9 月 26 日复查电解质 + 肾功能：K^+ 3.14 mmol/L，CREA 49.3 μmol/L。低钾血症，考虑为两性霉素 B 相关副作用，继续口服及静脉补钾纠正低钾血症，加强保肝。

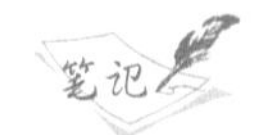

9月27日复查动脉血气分析：PCO_2 4.20 kPa，PO_2 16.16 kPa，SO_2 99.10%，Na^+ 134.40 mmol/L，pH 7.449，BE –2.10 mmol/L。真菌D-葡聚糖检测：126.10 pg/mL。CRP 12.9 mg/L。PCT 0.20 ng/mL。全血细胞分析：WBC 3.81×10^9/L，HGB 81.0 g/L，PLT 177.0×10^9/L。

10月1日美罗培南应用2周，停用。

10月8日足量应用两性霉素B 2周，停用，予以伊曲康唑口服，每次200 mg、每日2次继续抗马尔尼菲篮状菌治疗。

转归：患者体温逐渐控制，精神好转，白细胞、血小板均较前上升，低氧血症改善，CRP、PCT、G试验结果逐渐减低，胸腹CT复查示主要病灶较前好转，血培养连续多次阴性。

病例分析

（1）马尔尼菲篮状菌病的流行病学：本病流行于赤道以北至北纬25° ～30° 的地区，我国广西、广东两省高发。马尔尼菲篮状菌为温度依赖性双相真菌，存在于竹鼠所生存的土壤。公认的主要传播途径有吸入空气中的分生孢子和直接接种。易感人群包括细胞免疫功能缺陷的患者，如艾滋病患者、接受器官移植者、血液系统恶性肿瘤患者，以及长期接受类固醇激素或细胞毒性药物治疗的患者。

（2）发病机制：由巨噬细胞吞噬酵母相的马尔尼菲篮状菌后将真菌抗原呈递给致敏T淋巴细胞，然后由致敏T淋巴细胞释放淋巴因子活化巨噬细胞的酶系统发挥杀菌作用；同时，巨噬细胞释放的细胞因子也会引起局部组织坏死。马尔尼菲篮状菌主要侵犯单核–巨噬细胞网状内皮系统。

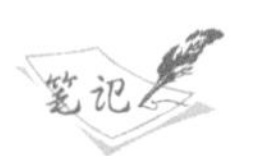

（3）临床表现：根据发病部位和特征，一般分为局限型和播散

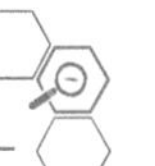

型。艾滋病合并马尔尼菲篮状菌病多为播散型，典型临床症状包括发热、皮疹（其中脐凹样皮疹多见），以及体重减轻和肝、脾、淋巴结肿大等。40% ～ 70% 的艾滋病合并马尔尼菲篮状菌病患者出现呼吸系统受累症状，上呼吸道感染最常见的临床症状包括咽喉部疼痛、声音嘶哑、吞咽困难、咽喉部肿块和（或）黏膜溃疡。下呼吸道感染可表现为发热、咳嗽、咳痰、胸痛和呼吸困难，部分患者可发展为呼吸衰竭，痰液以白色最为常见，偶见黄痰及痰中带血。听诊呼吸音减弱，可闻及湿啰音。肺部受累影像学上有多种表现，如斑片状渗出、结节性浸润、胸腔积液、空洞性病变和粟粒性病变等，其中粟粒性病变常常需与粟粒性肺结核相鉴别。10% ～ 30% 的艾滋病合并马尔尼菲篮状菌病患者出现胃肠道受累症状，常见的消化道症状有腹痛、腹胀和腹泻，部分患者出现便血或柏油样便。本病主要侵犯单核-巨噬细胞系统，引起肝、脾、淋巴结等多器官形成巨噬细胞肉芽肿，腹部 CT 主要表现为肝脾大、腹腔及后腹膜淋巴结肿大和腹腔积液，具有一定诊断意义。血液系统表现为三系不同程度减少，血小板减少尤其显著。

（4）实验室检查：首先病原学培养是金标准，骨髓和淋巴结活检组织培养是最敏感的诊断方法；其次是皮损刮取物和血液培养。粪便、尿液、脑脊液和关节液中也可分离出马尔尼菲篮状菌。

组织病理学改变主要有肉芽肿性病变和坏死病变，在肉芽肿性病变的基础上可出现化脓性病变。GM 检测对艾滋病患者的马尔尼菲篮状菌感染具有一定的诊断价值，但易与曲霉菌发生交叉反应。甘露聚糖蛋白（Mp1p）是马尔尼菲篮状菌细胞壁特异性多糖抗原，以 Mp1p 为抗原，分别通过间接免疫荧光法和酶联免疫法检测相对应的抗体，可成功检测马尔尼菲篮状菌感染，且与其他病原菌无交叉反应。

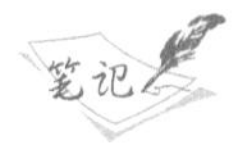

（5）治疗方案：建议首选两性霉素 B 诱导治疗＋伊曲康唑巩固治疗的序贯疗法。伊曲康唑不建议被用于诱导期治疗。

（6）推荐用法：两性霉素 B[0.5～0.7 mg/（kg · d）静脉滴注 2 周] 诱导治疗，续以伊曲康唑（每次 200 mg、每日 2 次）巩固治疗，持续 10 周后进入二级预防（伊曲康唑每次 200 mg、每日 1 次口服）。

结合该病例特点，患者为青年男性，$CD4^{+}T$ 淋巴细胞计数仅 5 个 /μL，艾滋病晚期，半年前曾去过广东地区，高热、腹泻，面部及前胸可见特征性皮疹，影像学提示两肺粟粒性结节、纵隔内多发肿大淋巴结、右侧少量胸腔积液，G 试验、GM 试验结果升高，血培养明确提示马尔尼菲篮状菌。马尔尼菲篮状菌病诊断明确。

郜桂菊教授病例点评

HIV 感染是马尔尼菲篮状菌病的主要危险因素，马尔尼菲篮状菌病是 HIV 相关机会性感染的主要原因之一，是越南和中国南部地区 HIV 相关血流感染和死亡的主要病因。感染往往发生在进展期 $CD4^{+}T$ 淋巴细胞计数＜100 个 /μL 的艾滋病晚期患者，常常去过马尔尼菲篮状菌病流行地区。该病在原发免疫缺陷人群或继发免疫缺陷人群中高发，尽管给予抗真菌治疗，但不管在 HIV 感染人群中还是在非 HIV 感染人群中，马尔尼菲篮状菌病的病死率仍然在 30% 以上。临床表现复杂，可以出现多系统损害，包括皮肤、淋巴结、肺部、肝脾、骨髓等，诊断主要依据组织病理、血培养或骨髓培养以进一步明确，但典型的皮疹特点有助于早期发现患者；肺部病变容易误诊为结核，需要结合流行病学史、临床表现和体征、实验室检查、组织病理和培养综合考虑，建议早发现、早治疗。对于播散型

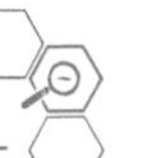

马尔尼菲篮状菌病首选两性霉素 B 诱导治疗，不能耐受两性霉素 B 的，可以选择伏立康唑诱导治疗，2 周后改为伊曲康唑巩固治疗。建议在抗真菌治疗 1 周内尽快启动抗病毒治疗。

【参考文献】

1. 中华医学会感染病学分会艾滋病丙型肝炎学组，中国疾病预防控制中心. 中国艾滋病诊疗指南（2021 年版）. 中国艾滋病性病，2021，27（11）：20.
2. “十三五”国家科技重大专项艾滋病机会性感染课题组，陈耀凯，吴昊，等. 艾滋病合并马尔尼菲篮状菌病临床诊疗的专家共识. 西南大学学报：自然科学版，2020，42（7）：15.
3. CAO C W. Talaromycosis（penicilliosis）due to talaromyces（penicillium）marneffei：insights into the clinical trends of a major fungal disease 60 years after the discovery of the pathogen. Mycopathologia，2019，184（6）：709-720.
4. QIU Y，ZHANG J Q，TAN C M. Determinants of prognosis in talaromyces marneffei infections with respiratory system lesions. Chin Med J（Engl），2019，132（16）：1909-1918.
5. Guidelines for the Prevention and Treatment of Opportunistic Infections in Adults and Adolescents with HIV. DHHS 2022.

（徐秋华　整理）

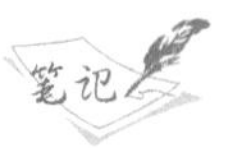

病例 22 艾滋病合并弓形虫脑炎

病历摘要

【基本信息】

女性，41 岁。2020 年 12 月 12 日入院。

主诉：HIV 抗体阳性 12 年，头痛头晕 3 个月。

现病史：患者 12 年前查体发现 HIV 抗体阳性，$CD4^{+}T$ 淋巴细胞计数不详，8 年前自诉 $CD4^{+}T$ 淋巴细胞计数小于 200 个 /μL，开始抗病毒治疗，方案为齐多夫定 + 拉米夫定 + 奈韦拉平（AZT+3TC+NVP），至今未规律监测 $CD4^{+}T$ 淋巴细胞计数及 HIV-RNA。3 个月前无明显诱因出现头痛，初期左侧为主，后为全脑疼痛，伴恶心、呕吐，呕吐为非喷射性，左眼向颞侧视物重影，体温最高 37.5 ℃，伴下肢无力，无抽搐，无意识障碍。1 个多月前就诊

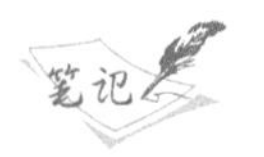

于当地医院，头颅 MRI 示“左侧颞叶占位”，行左颞叶病损切除术，病理考虑坏死为主的炎症，未见特异性感染性病变，应用阿米卡星、利奈唑胺、亚胺培南西司他丁、替加环素治疗，头痛头晕加重。转诊至当地传染病医院，5 天前查 $CD4^+T$ 淋巴细胞计数 60 个 /μL，4 天前脑脊液抗酸染色阴性，脑脊液白细胞计数 8 个 /μL，氯化物 125.8 mmol/L，葡萄糖 3.33 mmol/L，蛋白 1041 mg/L，墨汁染色阴性，3 天前开始应用复方磺胺甲噁唑片治疗，病情未改善，入我院。发病以来，进食欠佳，二便如常，体重降低明显，具体不详。

流行病学史：患者丈夫为 HIV 感染者。近期脑部手术时可能输血，具体不详。否认吸毒史。家中无宠物。

既往史：平素健康状况一般，否认高血压、冠心病、糖尿病病史，否认其他传染病病史，否认食物、药物过敏史，1 个多月前行左颞叶病损切除术，硬脑膜缺损修补术，颅骨部分切除术，否认外伤史。

个人史：生于原籍，无地方病疫区居住史，无传染病疫区生活史，无冶游史，否认吸烟史，否认饮酒史，已婚，已育。

家族史：否认家族遗传病病史。

【体格检查】

体温 36.8℃，脉搏 62 次 / 分，呼吸 18 次 / 分，血压 90/63 mmHg，身高 157 cm。

恶病质状态，慢性病容，表情痛苦，卧床，平车推入病房，神志清楚，精神不振，自主体位。全身皮肤黏膜颜色暗沉，周身未见皮疹，未见水肿，全身浅表淋巴结未触及异常肿大。头颅无畸形，左侧头部可见弧形手术瘢痕，长约 15 cm。眼睑无水肿、下垂，球结膜无充血、水肿，睑结膜苍白，双侧瞳孔等大等圆，对光反射灵敏，眼球运动正常，压眶反射正常。双侧听力正常。各副鼻窦区无压痛。

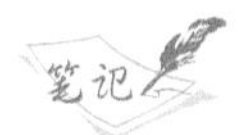

口唇苍白、无发绀，口周无疱疹，伸舌居中，运动正常，无震颤，口腔黏膜未见溃疡及白斑，颈软无抵抗，心肺腹未见异常。肛门、外生殖器未见异常。脊柱未见异常，四肢、关节未见异常，活动无受限，双下肢无水肿，四肢肌力 4^- 级、肌张力正常，腹壁反射未引出、双侧肱二、三头肌腱反射、膝腱反射、跟腱反射弱，双侧 Babinski 征阴性，踝阵挛阴性，扑翼样震颤阴性，Kernig 征阴性，Brudzinski 征阴性。

【辅助检查】

（1）门诊检查

WBC 1.27×10^9/L，NE% 21.20%，NE 0.27×10^9/L，RBC 2.00×10^{12}/L，HGB 79.00 g/L，PLT 60.00×10^9/L。

PCT 0.05 ng/mL。CRP 25.8 mg/L。

肝肾功能、电解质、凝血功能正常。

胸部 CT 平扫：未见明显异常。

头颅 CT 平扫：左侧颞极蛛网膜囊肿？双侧大脑皮层下稍低密度灶。

（2）入院后检查

G 试验及 GM 试验正常。

ADA 21.0 U/L。新型隐球菌抗原阴性。抗核抗体阴性。

血 HSV-Ⅰ-IgG 阳性，HSV-Ⅰ-IgM 阴性，HSV-Ⅱ-IgG 阴性，HSV-Ⅱ-IgM 阴性。

TRUST 阴性，TPPA 阴性。

血 TOX-IgM 阴性反应，TOX-IgG 阳性反应。

混合淋巴细胞培养 + γ - 干扰素释放试验 A 2 SFCs/2.5×10^5 PBMC、B 2 SFCs/2.5×10^5 PBMC。

EBV-DNA 1.65×10^4 copies/mL。CMV-DNA 阴性。

腰椎穿刺见脑脊液无色透明，压力 180 mmH_2O，脑脊液蛋白 90.4 mg/dL，GLU 2.67 mmol/L，Cl^- 127.8 mmol/L，总细胞 10 个 /μL，白细胞 9 个 /μL，单核细胞百分比 100%，脑脊液多核细胞百分比 0，脑脊液五管糖 2 ～ 5 管阳性，脑脊液潘氏试验阳性，抗酸染色阴性，墨汁染色阴性，新型隐球菌抗原阴性，结核 X-pert 阴性，HSV-Ⅰ-IgG 阴性，HSV-Ⅰ-IgM 阴性，HSV-Ⅱ-IgG 阴性，HSV-Ⅱ-IgM 阴性，TOX-IgM 阴性，TOX-IgG 阴性，细菌 + 真菌培养无菌生长，CMV-DNA ＜ 500 copies/mL，GM 检测 0.10，mNGS 提示刚地弓形虫，脑脊液涂片见少量淋巴细胞，未见肿瘤细胞。

头颅 MRI 增强 -B（应用复方磺胺甲噁唑片 8 天后）：颅内多发病变，形态不规则，皮质下分布为主，T_2WI 呈高信号，增强扫描见病变内部结节样强化，病灶周围水肿（图 22-1）。

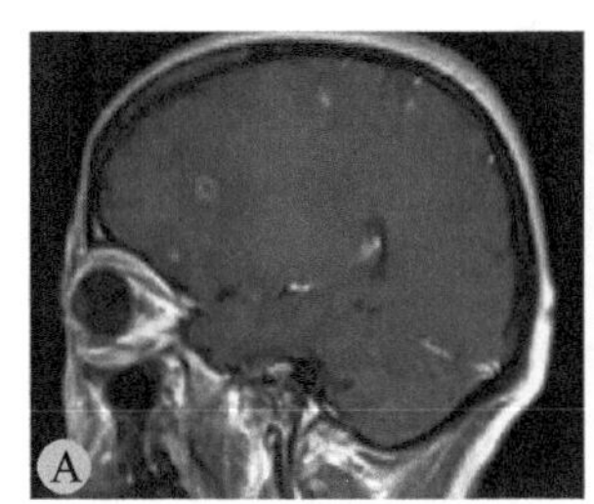

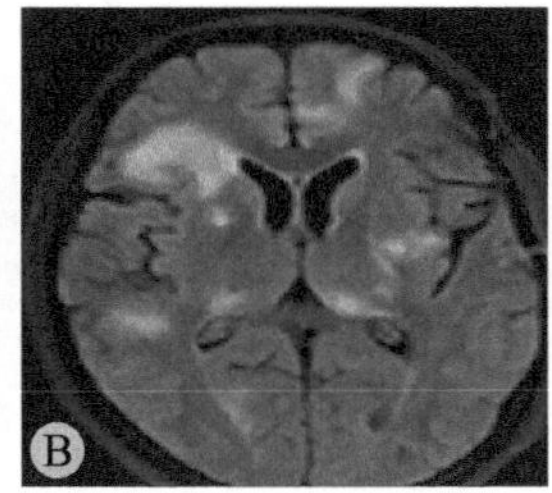

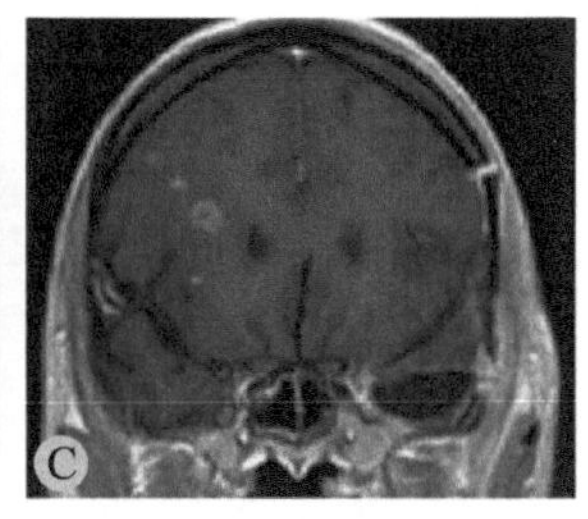

图 22-1　头颅 MRI

病理科会诊外院手术切片：（左侧颞叶）见脑组织，内见炎症细胞浸润，局灶凝固性坏死，形态学不除外弓形虫感染。特殊染色阴性。

骨髓涂片：有核细胞增生减低，粒红二系形态改变，原始细胞占 2%。

眼科会诊：左眼上斜肌不全麻痹。

【诊断】

艾滋病、弓形虫脑炎、左颞叶病灶切除术后、白细胞减少、粒

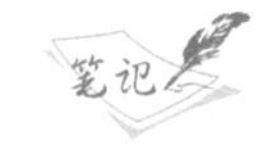

细胞缺乏、中度贫血、血小板减少、消耗综合征。

【治疗经过】

即刻停用 AZT+3TC+NVP，改为替诺福韦 + 拉米夫定 + 多替拉韦（TDF+3TC+DTG）抗病毒（用药前留取血进行 HIV 耐药检测）；复方磺胺甲噁唑片 3 片、每 8 小时一次，联合克林霉素 0.9 g、每 8 小时一次静脉滴注抗弓形虫治疗；甘露醇减轻病灶周围水肿；重组人粒细胞集落刺激因子升白细胞治疗，利可君、脱氧核苷酸钠升白细胞、血小板治疗，补充叶酸、腺苷钴胺治疗贫血。

HIV 耐药检测结果：①蛋白酶类抑制剂（PI）：ATV/r、DRV/r、LPV/r 均敏感。②核苷类反转录酶抑制剂（NRTI）：TDF 低度耐药，ABC 中度耐药，AZT、D4T、FTC、3TC 高度耐药。③非核苷类反转录酶抑制剂（NNRTI）：DOR 敏感，ETR 潜在耐药，RPV 低度耐药，EFV 中度耐药，NVP 高度耐药，④整合酶抑制剂（INSTI）：扩增失败，未检出耐药。

调整抗病毒药物方案，改为 DTG +LPV/r。

【随访】

患者头痛头晕改善，能够坐起、下床行走，下肢肌力恢复至 4^+ 级。复查 MRI（TMP-SMZ 20 天）示颅内多发病变，考虑为弓形虫脑病可能性大，病灶周围水肿较前吸收（图 22-2）。

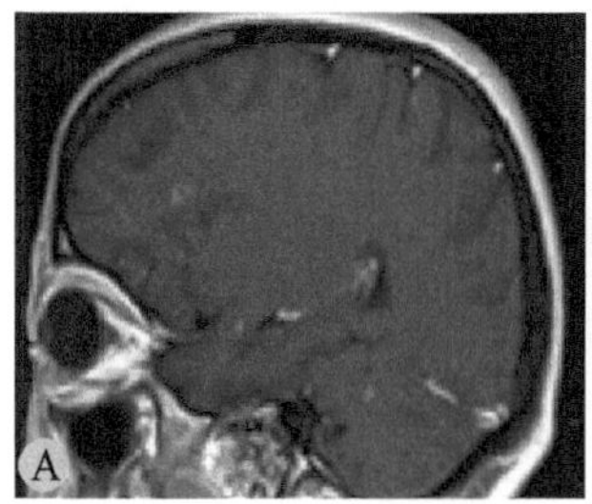

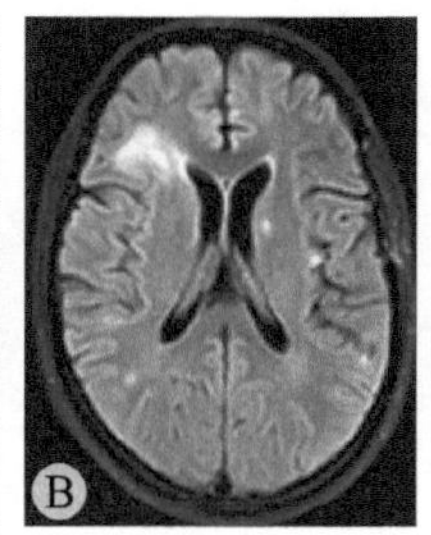

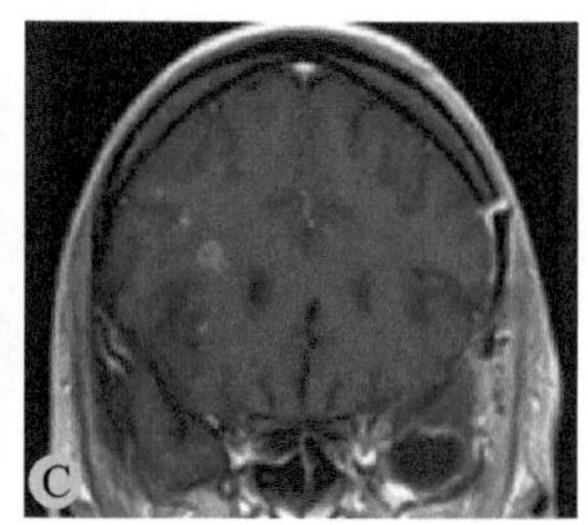

图 22-2 治疗后头 MRI 变化

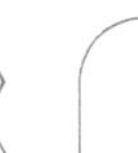

病例分析

本患者存在的两个问题比较突出，是诊治的重点：①中枢神经系统病变；② ART 失败，且患者存在严重的血细胞减少，当前 ART 方案必须调整。

患者发病前 HIV 抗体阳性 12 年，有 ART 史 8 年，服药规律，这种情况下出现严重的中枢神经系统疾病及消耗综合征，基本可以考虑是抗病毒治疗失败。神经系统病变影像学表现为占位效应，伴随病灶周围水肿，脑活检病理见坏死组织，未见肿瘤，形态方面不除外弓形虫感染，高通量测序证实了弓形虫存在。结合临床表现、血弓形虫 IgG 阳性、影像学特点、病理表现，可以确定弓形虫脑炎诊断。给予针对性的复方磺胺甲噁唑片联合克林霉素治疗后患者病情好转。

在调整 ART 方案前留血进行 HIV 耐药检测，根据齐多夫定 + 拉米夫定 + 奈韦拉平（AZT+3TC+NVP）的用药情况，在 HIV 耐药结果未知且患者严重血细胞减少的情况下，首先调整为替诺福韦 + 拉米夫定 + 多替拉韦（TDF+3TC+DTG），避免了复方磺胺甲噁唑片合并应用 AZT 的骨髓抑制副反应，可以继续进行复方磺胺甲噁唑片的抗感染治疗。随后 HIV 耐药检测结果证实了 AZT+3TC+NVP 均高度耐药，TDF 低度耐药，ABC 中度耐药，调整方案为整合酶抑制剂 + 含增强剂的蛋白酶抑制剂方案，由于我国目前无 DRV/r，故给予 LPV/r。

王芳教授病例点评

刚地弓形虫（toxoplasma gondii）在细胞内寄生，通过人摄入传染性卵囊、猫粪污染的土壤或动物未熟肉中的囊合子而感染。免疫

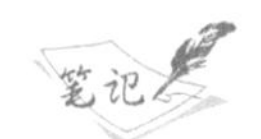

抑制状态下（$CD4^+T$ 淋巴细胞计数＜ 100 个 /μL），寄生虫再激活致病。当 $CD4^+T$ 淋巴细胞计数＜ 100 个 /μL，弓形虫血清阳性，未接受复方磺胺甲噁唑片一级预防及 ART 的 AIDS 患者，患再激活弓形虫病的可能性达到 30%，病变部位通常为中枢神经系统，而脑外病灶（肺、眼、播散性感染）较少见。

弓形虫脑炎通常表现为头痛和（或）其他神经系统症状，发热常见，可出现意识障碍及局灶神经功能障碍、癫痫。患者血弓形虫抗体 IgG 通常阳性，而 IgM 阴性，但 IgG 阴性完全不能除外弓形虫脑炎诊断，脑脊液可见单核细胞及蛋白增高，影像学可见环形强化病灶，好发于基底节，但并非特异。

HIV 感染诊断后应检测弓形虫抗体，进行必要的预防措施。预防感染措施包括不食用未充分烹饪熟的肉和有壳水生物，在接触生肉和土壤后清洁双手，生食蔬果要充分洗涤，弓形虫 IgG 抗体阴性的 HIV 感染者如饲养猫，建议避免处理猫的排泄物，必须处理时戴手套并于事后充分清洁双手，不接触流浪猫。

HIV 感染者如弓形虫抗体阳性，无弓形虫脑炎病史，而 $CD4^+T$ 淋巴细胞计数＜ 200 个 /μL 应给予预防用药，一般采用 SMZ-TMP，2 片 / 次，1 次 / 日。ART 后，$CD4^+T$ 淋巴细胞计数升至 100 ～ 200 个 /μL，HIV 病毒载量持续低于检测下限 3 ～ 6 个月，可考虑停止预防用药。有弓形虫脑炎病史者要长期用乙胺嘧啶（25 ～ 50 mg/d）联合磺胺嘧啶（2 ～ 4 g/d）预防，直至 $CD4^+T$ 淋巴细胞计数＞ 200 个 /μL 并持续≥ 6 个月。如 $CD4^+T$ 淋巴细胞计数下降到＜ 200 个 /μL，需重启预防用药。

弓形虫脑炎的治疗：病原治疗方面首选乙胺嘧啶（负荷量 100 mg，2 次 / 日，口服，此后 50 ～ 75 mg/d 维持）+ 磺胺嘧啶（1 ～ 1.5 g，

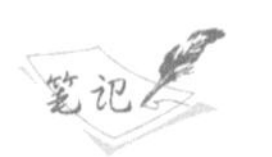

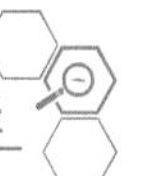

4 次 / 日，口服）。可应用 SMZ-TMP（3 片，3 次 / 日，口服）联合克林霉素（600 mg，每 6 小时给药 1 次，静脉给药）或阿奇霉素（0.5 g/d）进行替代治疗，疗程至少 6 周，通常在治疗 2 周后可以看到明显改善（如影像学改善）。注意药物副反应，如过敏、肝肾毒性、骨髓抑制、消化道副反应等。其他还包括降颅压、抗惊厥、抗癫痫等对症治疗。

很多专家认为，弓形虫脑炎诊断后的 2 ～ 3 周内应启动 ART，需要警惕发生免疫重建炎症综合征的可能。

【参考文献】

1. Panel on Opportunistic Infections in Adults and Adolescents with HIV. Guidelines for the prevention and treatment of opportunistic infections in adults and adolescents with HIV：recommendations from the Centers for Disease Control and Prevention，the National Institutes of Health，and the HIV Medicine Association of the Infectious Diseases Society of America. [2024-02-04]https://clinicalinfo.hiv.gov/sites/default/files/guidelines/documents/adult-adolescent-oi/guidelines-adult-adolescent-oi.pdf.
2. 中华医学会感染病学分会艾滋病丙型肝炎学组，中国疾病预防控制中心 . 中国艾滋病诊疗指南（2021 年版）. 协和医学杂志，2022，13（2）：203-226.

（王芳　整理）

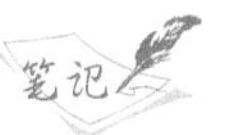

病例 23
艾滋病合并隐孢子虫病

病历摘要

【基本信息】

男性，26 岁。2019 年 7 月 23 日入院。

主诉：发现 HIV 抗体阳性 1 月余，间断腹泻 3 周。

现病史：患者 1 个多月前无明显诱因出现咳嗽、咳白色黏痰，伴胸闷喘息，在外院查 HIV 初筛及确证试验均阳性，转入我院诊疗。入院后诊断为：艾滋病、肺孢子菌肺炎、细菌性肺炎、鹅口疮、肝损伤。经过积极抗 PCP、抗肺部细菌感染和解毒保肝治疗后病情好转出院，出院后继续予以水飞蓟宾、双环醇积极保肝治疗，未进行 ART。3 周前患者在不洁饮食后出现腹泻，为黄稀便，每天 2 ～ 3 次，无发热、腹痛等不适，自服消炎药物后症状无缓解。2 周前患者在

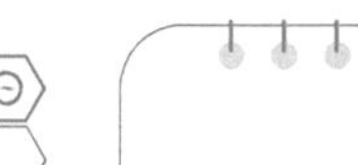

食用生食后，在腹泻基础上出现恶心、呕吐，为胃内容物，患者自服抗生素治疗无效。1 天前在外院完善便常规提示 WBC 50 cells/HP，RBC 2 ～ 3 cells/HP，便动力试验和制动试验（–）。为进一步治疗，于 2019 年 7 月 23 日入我院。

流行病学史：同性性行为史 7 年。否认输血，否认静脉吸毒史。

既往史：平素健康状况一般，否认高血压、冠心病、糖尿病病史，否认其他传染病病史，否认食物过敏史，自述儿时有青霉素皮试过敏史。有破伤风抗毒素皮试过敏史。否认手术外伤史。

个人史：无地方病疫区居住史，无传染病疫区生活史，无冶游史，否认吸烟史、饮酒史，未婚，无子女。

【体格检查】

体温 37.0℃，脉搏 100 次 / 分，呼吸 20 次 / 分，血压 120/60 mmHg。

神志清楚，精神弱，消瘦，无脱水征，心肺未见明显异常，腹部平坦，无明显压痛、反跳痛，肝脾肋下未触及，移动性浊音阴性，肠鸣音亢进，5 ～ 8 次 / 分。余未见异常。

【辅助检查】

2019 年 7 月 24 日便检查：隐孢子虫阳性。

$CD4^+T$ 淋巴细胞计数 5 个 /μL，HIV-RNA 161 887 copies/mL。

血常规：NE% 77.70%，LY% 13.10%，WBC 8.91 × 10^9/L，HGB 138.0 g/L，PLT 299.0 × 10^9/L。

肝功能：ALT 113.9 U/L，AST 60.9 U/L，TBIL 21.8 μmol/L，DBIL 14.4 μmol/L，GGT 87.1 U/L，ALB 43.3 g/L，CHE 8884 U/L。

其他：CRP 8.4 mg/L。PCT 0.11 ng/mL。ESR 20.0 mm/h。结核抗体阴性反应。尿 11 项中 pH 6.00，URO 70 μmol/L。

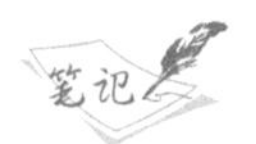

肠镜病理：（直肠）结肠黏膜组织 1 块，上皮增生，间质内大量

混合炎细胞浸润，嗜酸性粒细胞易见。特染结果：PAS（–），抗酸染色（–），Warthin-Starry（–）。

【诊断】

艾滋病、隐孢子虫肠炎。

【治疗经过】

给予补液、左氧氟沙星抗感染、护肝等对症支持治疗。拟择期启动 ART。因患者肝功能异常、频繁呕吐、腹泻，尚未开启 ART，于 2019 年 7 月 29 日开始加用阿奇霉素抗感染，治疗隐孢子虫肠炎。于 2019 年 8 月 12 日复查肝功能 ALT 134.8 U/L，AST 59.4 U/L，DBIL 10.9 μmol/L，GGT 81.5 U/L，TBIL 17.5 μmol/L，TP 70.6 g/L，ALB 49.3 g/L，CHE 7616 U/L，CRP 0.0 mg/L。PCT ＜ 0.05 ng/mL。ESR 3.0 mm/h。胸部 CT：左肺下叶小空洞结节，较 2019 年 7 月 25 日病变稍增大，洞壁增厚，真菌感染？超声：脂肪肝，因患者持续大量腹泻，给予醋酸奥曲肽皮下注射，对症减轻肠道分泌。考虑肝功能仍异常，2019 年 8 月 12 日停止阿奇霉素。患者诉腹胀，查腹平片并请外科会诊，暂不支持肠梗阻。2019 年 8 月 15 日停用左氧氟沙星。2019 年 8 月 16 日胃镜：幽门螺杆菌阳性。肠镜病理：（直肠）结肠黏膜组织 1 块，上皮增生，间质内大量混合炎细胞浸润，嗜酸性粒细胞易见。特染结果：PAS（–），抗酸染色（–），Warthin-Starry（–）。总体上，患者的治疗反应不佳，腹泻症状没有得到明显缓解，便检查持续检出隐孢子虫。

【随访】

患者隐孢子虫病没有得到有效治疗，同时由于患者处于严重的免疫缺陷状态，并发了新的机会性感染——隐球菌脑膜炎，患者病情加重，终因治疗无效，死亡。

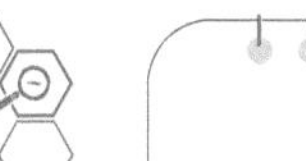

病例分析

患者为青年男性，病史较长，主因发现 HIV 抗体阳性 1 月余，间断腹泻 3 周入院。患者此次为第二次住我院，此前第一次住院是因为艾滋病、肺孢子菌肺炎、细菌性肺炎、鹅口疮等于我院诊治。经过积极有效的治疗，第一次临床痊愈出院。但患者没有及时地开展抗病毒治疗，HIV 未被有效抑制，免疫系统功能严重缺陷，再次因间断腹泻入院。患者腹泻每日 2 ～ 3 次，黄稀便，量不详，伴恶心、呕吐，无腹痛、发热。外院便常规可见红细胞、白细胞，便动力试验和制动试验阴性。入院查体：消瘦，无脱水征，心肺未见明显异常，腹部平坦，无明显压痛、反跳痛，肝脾肋下未触及，移动性浊音阴性，肠鸣音亢进，5 ～ 8 次 / 分。入院后的实验室检查主要结果：辅助性 T 细胞亚群 $CD4^{+}T$ 淋巴细胞 5 个 /μL，HIV-RNA 161 887 copies/mL，便：隐孢子虫阳性。综上，艾滋病、隐孢子虫病诊断成立。由于免疫功能缺陷，机会性感染造成慢性腹泻通常考虑 2 ～ 3 种疾病：①隐孢子虫病造成的肠炎；②巨细胞病毒性结肠炎；③肠结核。临床中比较常用的鉴别要点包括：隐孢子虫病的肠炎以水样便为主，便常规通常无红细胞、白细胞。而巨细胞病毒性结肠炎通常为血便，便常规可见大量红细胞。确诊的主要方法是应用各种办法找到相应的致病源，包括便常规检查、涂片及特殊染色检查、便培养、相应的结肠镜下及病理检查。本病例经过便检发现了致病病原体——隐孢子虫，而且反复检出。结肠镜检未见溃疡，病理提示结肠黏膜组织 1 块，上皮增生，间质内大量混合炎细胞浸润，嗜酸性粒细胞易见。特染结果：PAS（–），抗酸染色（–），Warthin-Starry（–）。综上，隐孢子虫病诊断明确。同时除外了巨细胞病毒性

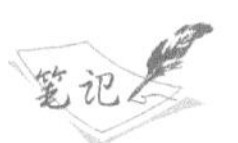

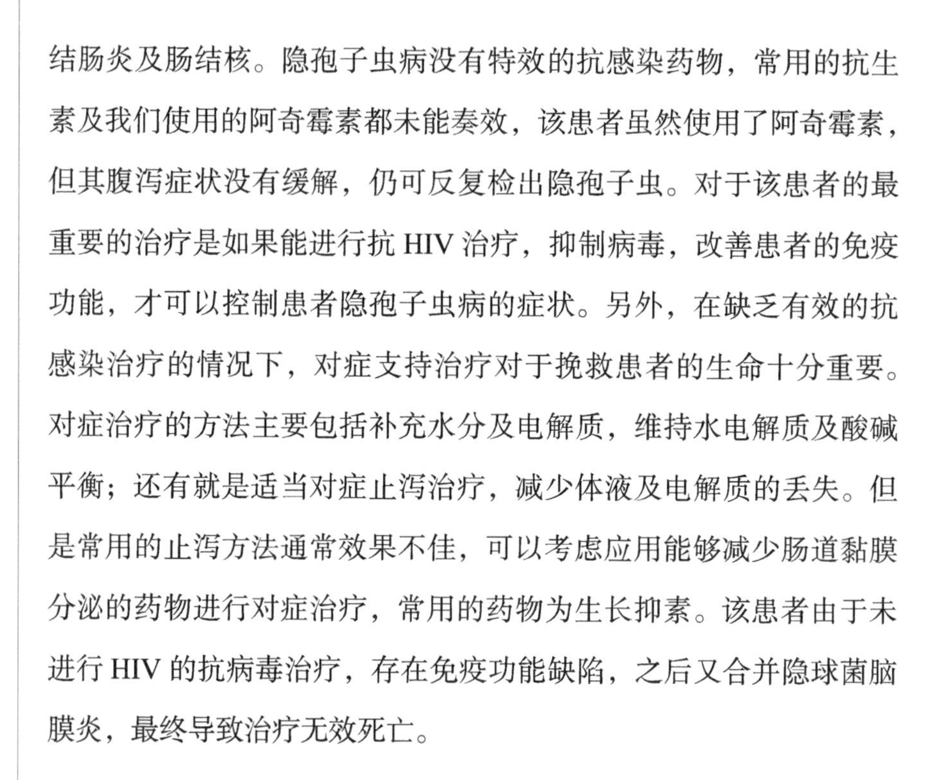

结肠炎及肠结核。隐孢子虫病没有特效的抗感染药物，常用的抗生素及我们使用的阿奇霉素都未能奏效，该患者虽然使用了阿奇霉素，但其腹泻症状没有缓解，仍可反复检出隐孢子虫。对于该患者的最重要的治疗是如果能进行抗 HIV 治疗，抑制病毒，改善患者的免疫功能，才可以控制患者隐孢子虫病的症状。另外，在缺乏有效的抗感染治疗的情况下，对症支持治疗对于挽救患者的生命十分重要。对症治疗的方法主要包括补充水分及电解质，维持水电解质及酸碱平衡；还有就是适当对症止泻治疗，减少体液及电解质的丢失。但是常用的止泻方法通常效果不佳，可以考虑应用能够减少肠道黏膜分泌的药物进行对症治疗，常用的药物为生长抑素。该患者由于未进行 HIV 的抗病毒治疗，存在免疫功能缺陷，之后又合并隐球菌脑膜炎，最终导致治疗无效死亡。

韩宁教授病例点评

本病例是艾滋病合并隐孢子虫病的病例。隐孢子虫病是由原虫——隐孢子虫引起的，隐孢子虫会感染小肠黏膜，通常会引起腹泻。隐孢子虫也可以感染其他胃肠道部位和肠外部位，特别是在免疫系统抑制的患者当中，可以造成播散性表现。当 $CD4^{+}T$ 淋巴细胞计数低于 100 个 /μL 时，患者发生重症、病程延长、肠外表现的风险明显增加。该患者在此方面是十分符合的。在发展中国家，隐孢子虫病仍然是艾滋病患者常见的发生慢性腹泻的原因，便隐孢子虫的检出率可以达到 74%。

隐孢子虫病最常见的临床表现为急性或亚急性水样腹泻，还可伴有恶心、呕吐和下腹部绞痛。疾病严重程度可从无症状至大量霍

乱样腹泻。更严重的症状往往发生在免疫抑制患者中。单独出现短暂性腹泻是免疫系统正常患者的典型表现，也就是说免疫功能健全的人感染隐孢子虫，通常症状较轻，是自限性疾病。而艾滋病晚期的患者（如该患者）则会发生严重的甚至威胁生命的疾病。发热见于约 1/3 的患者，肠道的吸收不良亦常见。隐孢子虫也可以感染胆管上皮及胰腺导管上皮细胞，从而可能导致硬化性胆管炎及胰腺炎，特别是容易发生在严重免疫缺陷的患者当中。肺部的隐孢子虫也有报道。

隐孢子虫病的诊断通常依据便中检出隐孢子虫而确诊。镜检的方法包括改良抗酸染色及免疫荧光检查，这些检查方法的敏感性更高。

隐孢子虫病的治疗以对症支持治疗为主，硝唑尼特、巴龙霉素、螺旋霉素等都只有少量的临床研究，对隐孢子虫的治疗都不是特效的。艾滋病合并隐孢子虫病的主要治疗还是及时开始有效的抗 HIV 治疗，通过提高患者的免疫功能改善患者隐孢子虫病的症状。本病例就是典型的没有及时进行抗病毒治疗，导致包括隐孢子虫病在内的多种机会性感染的发生，患者病情复发、加重、难以治疗，最终死亡。

【参考文献】

1. The National Institutes of Health，the HIV Medicine Association of the Infectious Diseases Society of America. Guidelines for the Prevention and Treatment of Opportunistic Infections in Adults and Adolescents with HIV Recommendations from the Centers for Disease Control and Prevention. 2021. [2024-02-04]. clinicalinfo.hiv.gov/sites/default/files/guidelines/documents/adult-adolescent-oi/guidelines-adult-adolescent-oi.pdf.
2. 李兰娟 . 感染病学 . 3 版 . 北京：人民卫生出版社 .

（韩宁　整理）

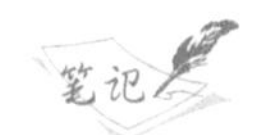

病例 24 艾滋病合并噬血细胞综合征

病历摘要

【基本信息】

女性，25 岁。2021 年 12 月 1 日入院。

主诉：间断发热 10 月余，发现 HIV 抗体阳性 10 个月，腹胀 6 个月。

现病史：患者 10 个多月前出现发热，T_{max}：39℃，无其他不适，就诊于当地卫生院，给予退热、消炎对症治疗，症状无明显好转，后转往上级医院，发现 HIV 抗体筛查试验阳性，补充试验阳性，开始替诺福韦 + 拉米夫定 + 依非韦伦（TDF+3TC+EFV）抗病毒治疗，服药后恶心、呕吐明显，后改为拉米夫定 + 多替拉韦（3TC+DTG）抗病毒至今，未规律监测。患者仍有间断发热，6 个月前出现腹胀，

食欲、体力下降，症状进行性加重，多次于当地医院就诊，发现肝脾增大，具体诊断不详，给予输血（HGB 最低 30 g/L）、输白蛋白、补钾、利尿治疗。4 个月前就诊于某医院，查 $CD4^+T$ 淋巴细胞为 0，诊断为“支气管扩张合并感染、EB 病毒感染、艾滋病、贫血、低蛋白血症”等，给予比阿培南、膦甲酸钠抗感染治疗后出院。近 1 周腹胀加重，左上腹胀痛明显，再次发热，伴有咳嗽，咳少量白痰，伴有气短，活动后气短加重，夜间平卧不能入睡，坐位稍好转，伴双足肿胀，就诊于当地医院查增强 CT 示“肝硬化门静脉高压，巨脾伴脾梗死，脾周炎性改变，左侧胸腔积液”，诊断及治疗不详，体温稍控制，腹部胀痛无缓解，为进一步诊治收入我科。

患者本次病程中，精神、饮食、睡眠差，尿量减少，大便正常，体重变化不详。

流行病学史：其前夫有同性性行为史，HIV 感染情况不详。6 个月前因贫血于当地医院输血治疗，输血量不详。否认吸毒史。

既往史：否认高血压、冠心病、糖尿病病史，否认其他传染病病史，否认食物、药物过敏史，否认手术外伤史。

个人及婚育史：生于河北省，久居当地，无冶游史，否认吸烟史，否认饮酒史，离婚，已育。

家族史：否认家族遗传病病史。

【体格检查】

体温 36.9℃，脉搏 138 次 / 分，呼吸 34 次 / 分，血压 102/74 mmHg，身高 168 cm，体重 50 kg。

平车推入病房，体形消瘦，慢性病容，卧床，神志清楚，语不成句，精神焦虑，查体欠合作。双侧肋区可见陈旧线状出血点，双侧颈部、腹股沟可触及多发肿大淋巴结，质软，表面皮肤无红肿及

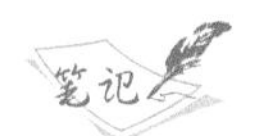

破溃，直径最大约 1.5 cm，睑结膜苍白，气管居中，无吸气三凹征，双肺呼吸音粗，左侧呼吸音低，可闻及少量湿啰音，心率 138 次 / 分，心律齐，与脉搏一致，腹部膨隆，右上腹明显，肝肋下 4 cm，脾下界超正中线脐水平，质硬，有触痛，未触及液波震颤，肠鸣音减弱，3 次 / 分。双下肢重度水肿。

【辅助检查】

2021 年 11 月 30 日胸部 CT：左侧胸腔积液，左肺下叶膨胀不全及节段性肺不张；右肺下叶背段支气管局限性扩张伴腔内钙化灶、黏液栓，考虑炎性病变可能性大；右肺下叶及左肺舌段慢性炎症；右肺炎性微结节可能性大，必要时复查；心影饱满、肝大、脾大、脾脏部分梗死。

2021 年 12 月 1 日动脉血气分析（未吸氧）：pH 7.461，PCO_2 25.40 mmHg，PO_2 102.60 mmHg，BE −3.90 mmol/L，HCO_3^- 18.30 mmol/L。

血常规：WBC 6.98×10^9/L，NE% 92.10%，NE 6.43×10^9/L，HGB 76.00 g/L，PLT 24.00×10^9/L。RET% 1.090%。

肾功能 + 电解质：K^+ 3.75 mmol/L，Na^+ 130.1 mmol/L，Cl^- 94.5 mmol/L，Ca^{2+} 1.86 mmol/L，CREA 33.6 μmol/L，GLU 2.92 mmol/L，NH_3 28.00 μmol/L。

肝功能：ALT 6.2 U/L，AST 50.9 U/L，TBIL 19.8 μmol/L，DBIL 16.8 μmol/L，ALB 19.9 g/L，CHE 486 U/L。LAC 4.80 mmol/L。

PCT 7.69 ng/mL。ESR 20.00 mm/h。CRP 240.7 mg/L。IL-6 4567.00 pg/mL。SAA 179.4 mg/L。真菌 D- 葡聚糖检测：32.70 pg/mL，GM 检测：0.145。支原体、隐球菌、结核抗体（−）。乙肝、丙肝、梅毒筛查未见异常。血 CMV-DNA：＜ 5.0×10^2 copies/mL。

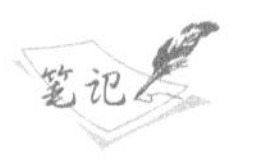

$CD4^+$ T 淋巴细胞计数 4 个 /μL。HIV-RNA：4429 copies/mL，HIV 基因耐药结果：PI、NRTI、IN 均敏感，NNRTI：耐药位点 V106VI，多拉韦林、奈韦拉平、利匹韦林、依曲韦林潜在耐药，EFV 敏感。

贫血三项：铁蛋白＞1500.00 ng/mL，维生素 B_{12} ＞1526 pg/mL，叶酸 2.44 ng/mL。肿瘤系列：AFP 0.47 ng/mL。甲状腺激素系列：T_3 ＜0.40 ng/mL，T_4 3.05 μg/dL，TSH 8.76 μIU/mL，FT_3 1.13 pg/mL。血型：O 型阳性。凝血项：PT 20.20 s，PTA 42.00%，PT 比值 1.86，INR 1.87，FDP 10.52 μg/mL，DD 5.13 mg/L，TT 17.6 s。B 型钠酸肽：BNP 109.50 pg/mL。便潜血弱阳性。

2021 年 12 月 2 日颈部淋巴结彩超结果示双侧颈部均可见多个淋巴结回声，右侧较大者 13 mm × 9 mm，左侧较大者 19 mm × 8 mm，均位于锁骨上窝，皮质增厚，皮髓分界不清，可见门样血流。

2021 年 12 月 2 日腋窝淋巴结彩超结果示双侧腋窝可见淋巴结，皮髓质分界清，左侧较大者 19 mm × 8 mm，右侧较大者 13 mm × 9 mm，可见门样血流信号。

2021 年 12 月 2 日腹股沟淋巴结彩超结果示双侧腹股沟可见多发淋巴结，左侧较大者 18 mm × 5 mm，右侧较大者 14 mm × 5 mm，皮髓质分界清，CDFI：可见门样血流信号。

2021 年 12 月 2 日腹部超声：肝大、脾大、盆腔积液（少量）。

2021 年 12 月 2 日头颅 CT 平扫：颅内未见明显异常。

2021 年 12 月 2 日腹部 + 盆腔 CT 平扫：肝脏、脾脏增大。脾脏内多发低密度灶，结合临床。腹腔及腹膜后多发肿大淋巴结。右肾结石。盆腔积液。

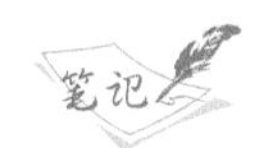

2021 年 12 月 2 日骨髓细胞形态报告：骨髓增生活跃，M/E=4.68∶1，

粒红比值增高，粒系原粒细胞增多占 2.5%，中幼粒细胞增多占 25.5%，其他各阶段细胞比值大致正常，多数中性粒细胞质中可见粗大嗜天青颗粒，红系各阶段细胞比值大致正常，少数幼红细胞可见类巨变，成熟红细胞形态以小细胞为主，轻度大小不等，部分成熟红细胞中心淡染较明显，巨核细胞可见，血小板轻度减少，可见少量血小板聚集分布，浆细胞较多，网状、吞噬细胞增多，分别占 2.5%，幼稚淋巴细胞较多占 2.5%。BL：白细胞数不少，分类中晚幼粒细胞分别占 1%、2%，中性杆状细胞明显增多占 46%，偶见异型淋巴细胞，成熟红细胞形态以小细胞为主，轻度大小不等，可见少量泪滴红细胞，血小板轻度减少，可见部分聚集分布血小板及较多散在分布血小板。诊断：结合临床考虑感染性骨髓象，合并缺铁性贫血。NAP 积分：311 分。

2021 年 12 月 5 日左侧胸腔积液生化：GLU 2.86 mmol/L，ALB 7.1 g/L，TP 15.7 g/L，LDH 247.0 U/L，ADA 15.2 U/L，AMY 40.0 U/L。胸腔积液常规：血色混浊，比重 1.020，李凡他试验阳性，总细胞 80 000 个 /μL，白细胞 68 个 /μL，单核细胞百分比 35%，多核细胞百分比 65%。涂片、抗酸染色及 Gene-Xpert 均阴性。

2021 年 12 月 6 日左侧胸腔积液病原宏基因组学 DNA 检测报告：未见细菌、真菌和寄生虫，DNA 病毒可见细环病毒，序列数 52，特殊病原体可见分枝杆菌属，相对丰度 29.5%，序列数 232，种：奥尔胡斯分枝杆菌，序列数 176。

2021 年 12 月 8 日（全血）EBV-DNA 4.16×10^4 copies/mL。

2021 年 12 月 12 日左侧淋巴结穿刺病理：（浅表淋巴结）淋巴组织中可见大量组织细胞增生，其内可见大量抗酸染色阳性的杆菌，符合分枝杆菌感染，首先考虑鸟 – 胞内型分枝杆菌感染。特殊

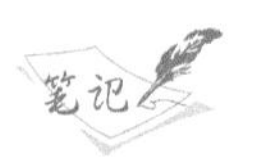

染色结果：蜡块号 B007** 革兰氏染色（–），六胺银染色（+），PAS（+），抗酸染色（+）；免疫组化结果：蜡块号 B007** AE1/AE3（–），CD68（组织细胞 +）。

2021 年 12 月 15 日头颅 MRI 平扫：副鼻窦炎。双侧乳突炎。

2021 年 12 月 17 日外送骨髓标本，检测方法为骨髓 DNA 提取 + PCR+ 毛细管电泳，未检测到 *TCR* 基因克隆性重排，未检测到 *IG* 基因克隆性重排。

2021 年 12 月 22 日（全血）EBV-DNA 1.41×10^4 copies/mL。

2021 年 12 月 30 日 RET% 2.700%。

2022 年 1 月 5 日铁代谢：铁 3.8 μmol/L ↓，不饱和铁结合力 25.2 μmol/L，总铁结合力 29.0 μmol/L ↓。（外送）细小病毒 B-19（IgG+IgM）阴性。

2022 年 1 月 9 日 PCT：0.22 ng/mL。CRP 43.6 mg/L。肝功能：ALB 29.5 g/L，CHE 1449 U/L，ALT 14.8 U/L，AST 34.3 U/L，TBIL 13.6 μmol/L。全血细胞分析：NE% 87.00%，LY% 6.20%，LY 0.53×10^9/L，HGB 67.00 g/L，WBC 8.60×10^9/L，PLT 155.00×10^9/L。

【诊断】

艾滋病、鸟 – 胞内分枝杆菌复合群（mycobacterium avium-intracellularecomplex，MAC）感染（奥尔胡斯分枝杆菌种）、噬血细胞综合征、EB 病毒感染、脓毒症。

【治疗经过】

患者入院后高热，呼吸急促，窦性心动过速，血压降低，感染指标高，考虑脓毒症，给予吸氧、亚胺培南西司他丁 1 g（每 8 小时 1 次静脉滴注），适当补液、输注血小板及红细胞、营养支持等对症支持治疗。

2021 年 12 月 4 日患者反复高热，肝脾大，血常规示红系、血小板下降，铁蛋白大于 500 μg/L，纤维蛋白原＜ 1.5 g/L。虽骨髓象未见明显嗜血现象，但达到噬血细胞综合征的诊断标准。请外院血液科会诊：同意噬血细胞综合征诊断。开始地塞米松 15 mg 每日 1 次静脉滴注（地塞米松 10 mg/m^2，患者体表面积 1.57 m^2），丙种球蛋白 20 g/d 静脉滴注共 4 天。地塞米松连用 2 周后减半，以后每 2 周再减半量。

2021 年 12 月 6 日胸腔积液高通量测序结果示奥尔胡斯分枝杆菌（MAC 属），考虑鸟 – 胞内分枝杆菌复合群（MAC）感染诊断明确，加用阿奇霉素 0.5 g 每日 1 次口服、乙胺丁醇 0.75 g 每日 1 次口服、利福布汀 0.3 g 每日 1 次口服、莫西沙星 0.4 g 每日 1 次口服治疗 MAC。

2021 年 12 月 10 日给予膦甲酸钠静脉滴注抗 EBV 感染治疗，2021 年 12 月 24 日停用。

2021 年 12 月 22 日重启 ART，方案为替诺福韦 + 拉米夫定 + 多替拉韦（TDF+3TC+DTG）。

患者体温逐渐得到控制，腹部胀痛好转。查体腹部张力降低、肝脾较前缩小，血小板回升。病情平稳后出院。

病例分析

噬血细胞综合征（hemophagocytic syndrome，HPS），又称为噬血细胞性淋巴组织细胞增多症（hemophagocytic lymphohistiocytosis，HLH），是一种遗传性或获得性免疫调节功能异常，出现淋巴细胞和组织细胞过度增殖，并分泌大量炎症因子，导致的严重炎症反应综

合征。HLH 缺乏特异性临床表现，是一种进展迅速的高致死性疾病，未经治疗的 HLH 患者中位生存时间不超过 2 个月。

HLH 分为原发性和继发性，原发性 HLH 也叫家族性 HLH，有明显的家族遗传倾向。继发性 HLH 常继发于感染、自身免疫性疾病、恶性肿瘤等，感染相关性 HLH 是最常见的继发性 HLH，尤以 EB 病毒（epstein-barr virus，EBV）感染最常见。

HLH 的诊断主要依据国际组织细胞协会颁布的 HLH-2004 指南。符合以下两条标准中任何一条时可以诊断 HLH。

（1）分子诊断符合 HLH：存在目前已知的 HLH 相关致病基因，如 *PRF1*、*UNC13D*、*STX11*、*STXBP2*、*Rab27a*、*LYST*、*SH2D1A*、*BIRC4*、*ITK*、*AP3β1*、*MAGT1*、*CD27* 等病理性突变。

（2）符合以下 8 条指标中的 5 条或以上：①发热：体温＞38.5 ℃，持续＞ 7 d；②脾大；③血细胞减少（累及外周血两系或三系）：血红蛋白＜90 g/L（＜4 周婴儿，血红蛋白＜100 g/L），血小板＜100×10^9/L，中性粒细胞＜ 1.0×10^9/L 且非骨髓造血功能减低；④高甘油三酯（triglyceride，TG）血症和（或）低纤维蛋白原血症：甘油三酯＞3 mmol/L 或高于同年龄的 3 个标准差，纤维蛋白原＜ 1.5 g/L 或低于同年龄的 3 个标准差；⑤在骨髓、脾脏、肝脏或淋巴结中发现噬血现象；⑥ NK 细胞活性降低或缺如；⑦血清铁蛋白升高：铁蛋白≥ 500 μg/L；⑧ sCD25（可溶性白细胞介素 -2 受体）升高。

HLH 的治疗主要分为两个阶段：首先，诱导缓解治疗主要针对过度的炎症状态以控制 HLH 活化进展；其次，病因治疗主要纠正潜在的免疫缺陷和控制原发病以防止 HLH 复发。目前一线诱导治疗方案推荐 HLH-1994 方案：8 周诱导治疗包括依托泊苷（etoposide，VP-16）和地塞米松，以及鞘内注射甲氨蝶呤和地塞米松。地塞米

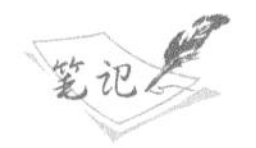

松：10 mg/m^2，第 1 ～ 2 周；5 mg/m^2，第 3 ～ 4 周；2.5 mg/m^2，第 5 ～ 6 周；1.25 mg/m^2，第 7 ～ 8 周。VP-16：150 mg/m^2，1 周 2 次，第 1 ～ 2 周；150 mg/m^2，1 周 1 次，第 3 ～ 8 周。确诊 CNS-HLH 的患者，病情允许时应尽早给予鞘内注射甲氨蝶呤和地塞米松。

支持治疗对于 HLH 患者也尤为重要：输注血小板维持血小板计数＞ 50×10^9/L 及凝血功能相对正常可避免自发性出血。由于药物毒性及炎症反应，HLH 患者可能出现肝脏、肾脏和心脏等多脏器功能不全，治疗期间需严密监测脏器功能，对症支持治疗。

考虑本病例患者主要在 MAC 感染的基础上出现噬血细胞综合征，患者同时存在 EBV 感染，可能 EBV 在诱发 HLH 过程中也起到一定作用，经过积极治疗患者病情得到缓解。当患者出现临床上无法解释的持续发热、血细胞减少伴脾大或肝功能异常时应当怀疑 HLH 的可能，并及时完善铁蛋白、骨髓穿刺，有条件者还应及时完善 NK 细胞活性、可溶性 CD25 等检测。采取针对性措施治疗的同时积极寻找诱因。

郜桂菊教授病例点评

HPS 是一种多器官、多系统受累，并进行性加重伴免疫功能紊乱的巨噬细胞增生性疾病，病死率较高。分为原发性和继发性两种，原发性又可分为家族性和散发性，前者为常染色体隐性遗传，常于 2 岁以内发病。继发性 HPS 远较原发性 HPS 多见，常继发于感染、肿瘤、风湿免疫病及用药后。感染相关性 HPS 常见的病原体以病毒、细菌、真菌为主，偶见原虫、立克次体及支原体等。本病例考虑为继发性 HPS。与 MAC 感染、EBV 感染相关。当接诊发热、贫血、

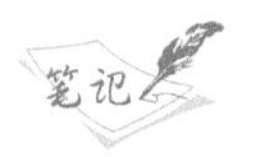

出血、肝脾淋巴结增大、三系血细胞减少者，用常见疾病难以解释时，鉴别诊断中必须考虑 HPS，在肝、脾、骨髓或淋巴结中发现噬血现象是诊断 HPS 的最主要条件。HPS 的预后主要取决于原发病的诊疗程度。继发性 HPS 轻症患者通过病因及支持治疗可康复，重症患者病死率颇高，感染相关 HPS 的病死率在 20% ～ 40%。本病例在积极抗 MAC、抗 EBV 基础上，应用激素和丙种球蛋白治疗，病情缓解，即刻启动 ART，改善了患者的预后。

【参考文献】

1. 中华医学会感染病学分会艾滋病丙型肝炎学组，中国疾病预防控制中心 . 中国艾滋病诊疗指南（2021 年版）. 中国艾滋病性病，2021，27（11）：20.
2. 中国医师协会血液科医师分会，中华医学会儿科学分会血液学组，噬血细胞综合征中国专家联盟 . 中国噬血细胞综合征诊断与治疗指南（2022 年版）. 中华医学杂志，2022，102（20）：1492-1499.

（徐秋华　整理）

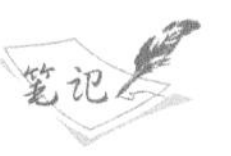

病例 25 艾滋病合并中枢神经系统淋巴瘤

病历摘要

【基本信息】

男性，38 岁。2013 年 12 月 5 日入院。

主诉：发作性右上肢抽搐 2 个月，伴右上肢肌力减退 1 个月。

现病史：患者于 2 个月前开始无明显诱因出现右侧上肢抽搐发作，初次发作时患者意识丧失、摔倒在地，无双眼上翻，无口吐白沫，无二便失禁，持续约 20 分钟后自行缓解，之后患者间断出现右上肢抽搐发作，但之后发作时患者神志清楚，可自行提前预知，2 ～ 3 天发作一次，曾就诊于上海某医院并行头颅 MRI 检查发现颅内占位性病变，后经上海某专科医院会诊考虑为“艾滋病合并颅内弓形虫病”，并给予抗弓形虫及脱水、激素、抗癫痫治疗，后患者右

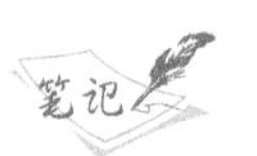

上肢抽搐症状较前缓解，但近 1 个月以来患者右上肢肌力下降，尤其是近几天来右上肢肌力明显下降，活动困难，为进一步治疗来我院就诊，以“艾滋病合并颅内占位性病变”收入我科。

患者自发病以来进食、大小便尚可，睡眠欠佳，体重无明显减轻。

既往史：既往高血压病史 8 年，血压最高到 180/110 mmHg，口服马来酸依那普利控制血压尚可，2003 年曾行阑尾切除术，否认冠心病、糖尿病病史，否认其他传染病病史，否认食物、药物过敏史，否认外伤史。

个人史：否认吸烟史，偶有饮酒，酒量不定，适龄婚育，育有 1 子，配偶子女体健。

【体格检查】

体温 36.5 ℃，脉搏 80 次 / 分，呼吸 20 次 / 分，血压 120/80 mmHg。

神志清楚，查体合作，全身皮肤黏膜颜色正常，无黄染，皮肤温度正常，皮肤弹性正常，肝掌阴性，蜘蛛痣阴性，周身未见皮疹，未见淤点、淤斑及皮下出血，全身浅表淋巴结未触及异常肿大。眉毛无脱落，眼睑无水肿、下垂，眼球运动正常，双侧巩膜无黄染，球结膜无充血、水肿，睑结膜无苍白、出血，角膜透明，无瘢痕，角膜反射灵敏，双侧瞳孔等大等圆，双侧瞳孔对光反射灵敏，口唇无苍白、发绀，口周无疱疹，牙齿无脱落，牙龈无出血、溢脓，伸舌居中，运动正常，无震颤，口腔黏膜未见溃疡，颈软无抵抗，双肺叩诊呈清音，双肺呼吸音清，未闻及干湿啰音及胸膜摩擦音。心界不大，心率 80 次 / 分，心律齐，各瓣膜听诊区未闻及病理性杂音，腹部平坦，全腹无压痛及反跳痛，腹部未触及包块，肝、脾、胆囊未触及，Murphy 征阴性，麦氏点无压痛，双侧输尿管无压痛，肝区叩痛阴性。

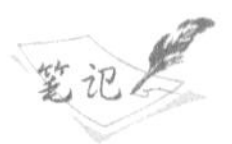

移动性浊音阴性。四肢、关节未见异常，活动无受限，双下肢无水肿，右上肢肌力近端Ⅱ级，远端Ⅲ级，右下肢肌力Ⅳ级，左侧上肢肌力Ⅴ级，腹壁反射正常引出，双侧肱二、三头肌腱反射、膝腱反射、跟腱反射正常引出，左侧 Babinski 征阴性，右侧 Babinski 征阳性。

【辅助检查】

头颅 MRI（平扫＋增强 +DWI）（2013 年 10 月 22 日，上海某医院）：左顶叶占位大小约 2.5 cm，T_1 低信号，T_2 高信号，周围脑实质明显水肿，增强后病灶明显强化，其余脑实质内散在小点片状异常信号。

辅助性 T 细胞亚群（CD4/CD8/T/B）$CD3^+$ 732 个 /μL，$CD3^+CD8^+$/$CD45^+$ 54.00%，$CD3^+CD4^+$ 266 个 /μL，Ratio 0.55。HIV-RNA 34 523 copies/mL。

隐球菌抗原（–）。CMV-DNA（–）。ESR 23 mm/h。电解质＋肾功能＋血糖：K^+ 3.46 mmol/L，Na^+ 133.90 mmol/L，Cl^- 98.70 mmol/L，Ca^{2+} 2.04 mmol/L，P 0.87 mmol/L，CREA 39.00 μmol/L，GLU 8.12 mmol/L。血常规：WBC 7.00 × 10^9/L，NE% 83.41%，LY% 8.42%，LY 0.59 × 10^9/L，MO% 8.10%，EO% 0，EO 0，HGB 126.00 g/L，HCT 35.30%，MCV 109.30 fL，MCH 39.01 pg，RDW-SD 55.5 fL。肝功能：ALT 32.4 U/L，AST 16.9 U/L，TBIL 4.1 μmol/L，DBIL 1.5 μmol/L，ALB 40.1 g/L。

CRP 3 mg/L，TRUST（–），G 试验（–），PCT（–）。

脑脊液生化检验：UCFP 70.60 mg/dL，GLU 4.96 mmol/L，Cl^- 112 mmol/L，隐球菌抗原（–），CMV-DNA（–）。

【诊断】

艾滋病、颅内占位性病变（额顶，左）。

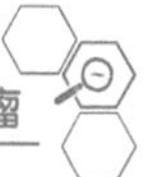

【治疗经过】

患者入院后考虑艾滋病合并颅内占位性病变，在神经外科于全麻下行颅内肿瘤切除术，病理提示伯基特淋巴瘤，骨髓病理提示增生骨髓象；脑组织病理提示 *myc* 基因（–），伯基特淋巴瘤，外院会诊：诊断中枢神经系统淋巴瘤，伯基特淋巴瘤？*myc* 基因检测阴性；可考虑给予利妥昔单抗加大剂量甲氨蝶呤（MTX）治疗，同时予以 MTX 10 mg 或阿糖胞苷 50 mg 鞘内注射，共 6 ～ 8 周期。根据血液科会诊意见：予以利妥昔单抗加大剂量 MTX 治疗，同时予以 MTX 10 mg 或阿糖胞苷 50 mg 鞘内注射，共 8 周期。同时予以替诺福韦 + 拉米夫定 + 依非韦伦（TDF+3TC+EFV）抗病毒治疗，患者肿瘤逐渐消失，HIV-RNA 转阴性，治愈出院。

【随访】

患者出院后，每年在我院随访，每年完善 PET-CT 检查未见复发，持续接受 ART，病情平稳。

病例分析

患者男性，艾滋病诊断明确，免疫力低下，容易合并艾滋病指征性疾病或肿瘤，其中淋巴瘤是最常见的肿瘤，患者颅内占位，经过感染科、神经外科和病理科多学科合作，活检病理确诊伯基特淋巴瘤，同时请血液科会诊，制定正规中枢神经系统淋巴瘤化疗方案，同时进行 ART，患者经过多学科合作，治愈出院。

艾滋病颅内占位性病变可能为感染，如结核球、脑脓肿等，也可能为恶性肿瘤，必须活检病理明确诊断，该患者在神经外科协助下开颅活检，病理明确提示伯基特淋巴瘤，根据淋巴瘤治疗指南制

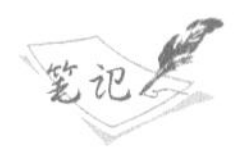

定中枢神经系统伯基特淋巴瘤化疗方案，同时 ART，在化疗疗程足够后出院。

肖江教授病例点评

晚期艾滋病患者容易合并各种机会性感染或肿瘤，该患者免疫力低下，颅内占位，可能为肿瘤、结核球、弓形体等，需活检病理明确诊断方可进一步对因治疗。我院经过多学科合作明确诊断并制定治疗方案，包括神经外科手术治疗、感染科抗病毒治疗、血液科化疗，患者成功治愈出院是多学科合作成功诊疗的典范。

【参考文献】

1. LURAIN K，UIDRICK T S，RAMASWAMI R，et al. Treatment of HIV-associated primary CNS lymphoma with antiretroviral therapy，rituximab，and high-dose methotrexate. Blood，2020，136（19）：2229-2232.
2. PHILLIPS E H，FOX C P，CWYNARSKI K. Primary CNS lymphoma. Curr Hematol Malig Rep，2014，9（3）：243-253.

（肖江　整理）

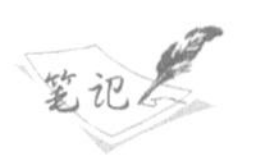

病例 26 艾滋病合并结节性淋巴瘤

病历摘要

【基本信息】

男性，35 岁。2020 年 9 月 28 日入院。

主诉：发现左腋下肿物 1 个半月，发现 HIV 抗体阳性 1 天。

现病史：患者 1 个半月前无明显诱因发现左腋下肿物，自诉鸽子蛋大小，无触痛、红肿，逐渐增大，伴烧灼样刺痛感。1 个月前就诊于外院，超声检查提示左腋下可见一不均质回声包块，以低－无回声为主，范围约 3.9 cm × 2.7 cm，考虑炎性病变并脓肿形成？行穿刺未抽出脓液，给予口服及静脉应用抗炎药物治疗 1 周（具体药物不详），烧灼样刺痛感消失，肿物持续增大。后复查超声检查提示左腋下可见 3.9 cm × 4.6 cm 混合性回声灶，内未见明显液性暗区，可

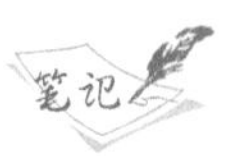

见点条状血流信号。口服中药治疗效果不佳。半月前肿物仍继续增大并出现红肿，无触痛，3 天前再次就诊于此医院计划行手术治疗，术前检查发现 HIV 抗体初筛阳性，其间出现低热，体温 37.5℃。今为进一步治疗就诊于我科。发病以来患者饮食、睡眠尚可，大小便正常，体重未见明显变化。

既往史：既往体健。

流行病学史：既往有同性性行为史，否认输血史，否认静脉吸毒史。

【体格检查】

体温 36.4℃，脉搏 97 次 / 分，呼吸 20 次 / 分，血压 132/90 mmHg。

神志清，精神可，口腔黏膜无白斑，左腋下可见一约 8 cm × 8 cm × 5 cm 大小肿物，皮温不高，质硬，活动度差，无触痛，余未触及浅表淋巴结肿大，心律齐，双肺呼吸音清，腹软，未触及包块，双下肢不肿。

【辅助检查】

血常规：WBC 4.12 × 10^9/L，NE% 65.50%，HGB 148.00 g/L，PLT 157.00 × 10^9/L。

肝功能：ALT 32.5 U/L，AST 35.9 U/L，TBIL 9.7 μmol/L，ALB 47.0 g/L。

电解质 + 肾功能：K^+ 3.35 mmol/L，P 0.77 mmol/L，GLU 6.14 mmol/L。

CRP 39.8 mg/L。ESR 55.00 mm/h。PCT ＜ 0.05 ng/mL。

心肌酶谱：LDH 719.3 U/L，HBDH 611 U/L。

叶酸 5.47 ng/mL，铁蛋白 428.90 ng/mL。

$CD4^+$ T 淋巴细胞计数 112 个 /μL，Ratio 0.18。

HIV 抗体初筛、确证试验阳性。

HIV-RNA 334 234 copies/mL。

胸部 CT 平扫：双侧腋窝多发稍大淋巴结，左腋窝巨大肿块，约 7.5 cm × 5.5 cm。右下肺结节灶伴钙化，良性病变可能，建议定期复查。左腋窝巨大肿块，淋巴瘤？双侧腋窝多发稍大淋巴结，建议追查。肝脏多发结节及肿块，建议进一步检查。

左腋下淋巴结病理结果：镜下见大量异型增生的淋巴样细胞，免疫组化结果：Bcl-6（–），CD10（+），CD20（弥漫 +），CD3（–），Ki-67（部分 +），c-myc（弱 +）；特染结果：PAS、六胺银染色、抗酸染色阴性；结合镜检及免疫组化结果提示弥漫大 B 细胞淋巴瘤。

【诊断】

艾滋病、弥漫大 B 细胞淋巴瘤。

【治疗经过】

患者艾滋病、弥漫大 B 细胞淋巴瘤诊断明确，请肿瘤科会诊评估病情后给予 R-EPOCH 方案化疗，甲氨蝶呤 7.5 mg+ 地塞米松 5 mg 鞘内注射，同时加强补液、水化等对症支持治疗，并启动抗病毒治疗，方案为阿巴卡韦 / 拉米夫定 / 多替拉韦（ABC/3TC/DTG）。应用 R-EPOCH 方案化疗 2 周期，左腋下淋巴结较前减小至约 3 cm × 3 cm × 4 cm 后出院。

【随访】

在进行第 3 周期 R-EPOCH 方案化疗期间，左腋下淋巴结较前无明显变化，且伴随阵发性局部刺痛，因患者依从性差未按计划完成。后左腋下淋巴结逐渐增大至 10 cm × 10 cm × 9 cm 再次入院，请肿瘤科及血液科会诊评估病情后应用 R-ESHAP 方案化疗

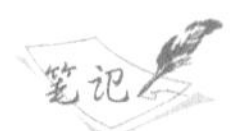

4 周期（21 ～ 28 天为 1 周期），同时加强补液、止吐、营养支持及心理干预等治疗，在第 4 周期化疗期间患者因恶心、乏力等不适放弃继续治疗并要求出院。

病例分析

非霍奇金淋巴瘤为艾滋病相关肿瘤之一，尽管随着抗病毒治疗的广泛应用，淋巴瘤的发生率显著降低，但是与普通人群相比，HIV 感染者罹患恶性淋巴瘤的风险仍然很高。恶性淋巴瘤在艾滋病相关疾病中的占比逐渐增加，而且是最常见的艾滋病相关死亡原因之一。艾滋病相关淋巴瘤在临床上具有更强的侵袭性，90% 为 B 细胞来源，病理类型多为高度恶性淋巴瘤。预后与非霍奇金淋巴瘤种类、分期和患者处于的 HIV 疾病阶段有关，总体预后较差。其中弥漫大 B 细胞淋巴瘤和伯基特淋巴瘤占非霍奇金淋巴瘤的 95% 以上。

艾滋病合并淋巴瘤患者临床表现多样化，疾病早期常无明显特异改变，可表现为体表不明原因无痛性肿物，肿物位置多以颈部、腋窝、腹股沟区淋巴结多见，常质硬、固定、少有破溃，口咽、肛门部肿物时有累及。部分患者以不明原因发热、消瘦、乏力等为首发表现，缺乏临床特异性，常导致就诊时疾病进展已达晚期。对于弥漫大 B 细胞淋巴瘤，HIV 阳性患者较 HIV 阴性患者更具侵袭力，更容易出现淋巴结外受累表现，更容易出现发热、消瘦、盗汗等症状。故临床诊治时，筛查 HIV 抗体的同时，应尽早完善病理学检查以明确诊断。

对于艾滋病合并淋巴瘤患者，抗病毒治疗和淋巴瘤化疗都是很

重要的治疗手段。在治疗方面，参考 HIV 阴性人群的治疗方案，但是需要考虑到与抗病毒药物之间的相互作用。此外，入院次数、平均住院天数、自费比例、是否遵医嘱离院等是影响患者生存预后的独立危险因素。加强患者宣教及依从性教育，早发现、早系统诊疗，联合抗病毒治疗及抗肿瘤治疗，以提高患者的生存质量。

杨涤教授病例点评

弥漫大 B 细胞淋巴瘤（diffuse large B-cell lymphoma，DLBCL）是艾滋病定义恶性肿瘤（AIDS-defining cancer，ADC）之一，体表肿块也是其较为常见的体征。HIV 感染者如果出现包块应尽早行病理检查以明确诊断，对于持续增大的包块，如果病理为阴性结果，应考虑复检以防延误诊断或漏诊。艾滋病合并 DLBCL 的一线化疗方案为 R-EPOCH（利妥昔单抗、依托泊苷、泼尼松、长春新碱、环磷酰胺和阿霉素），或者 R-CHOP（利妥昔单抗、环磷酰胺、阿霉素、长春新碱和泼尼松）。如果早期开始进行治疗，并完成 6 ～ 8 疗程正规化疗，DLBCL 的完全缓解率可以达到 55% ～ 70%。但遗憾的是，此患者肿瘤进展迅速，且化疗药的副反应较大，未能完成化疗。

【参考文献】

1. 李露，罗春香，董超 . 艾滋病相关肿瘤的研究进展 . 中国临床医生杂志，2018，46（2）：140-143.
2. 雷海科，李小升，李杰平，等 . 艾滋病合并恶性肿瘤患者临床特点及预后影响因素 . 肿瘤防治研究，2022，49（5）：412-417.
3. 罗京，岑云云，孙岩波，等 . 76 例艾滋病合并淋巴瘤患者临床特征分析 . 中国艾滋病性病，2021，27（9）：975-977.

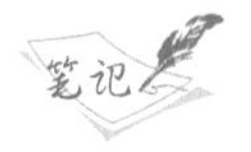

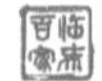

4. 郭娜，姜太一，汪雯，等 . 44 例艾滋病合并淋巴瘤患者临床特征及转归分析 . 中国病毒病杂志，2018，8（5）：5.
5. 王红慧，刘耀，陶鹏飞，等 . HIV 相关淋巴瘤诊治进展 . 传染病信息，2022，3：264-270.

（段毓姣　整理）

病例 27 艾滋病合并硬膜外淋巴瘤

病历摘要

【基本信息】

男性，29 岁。2014 年 9 月 9 日入院。

主诉：HIV 抗体阳性 2 年余，头痛 2 周，面部麻木 2 天。

现病史：患者 2 年余前查 HIV 抗体阳性，自诉 $CD4^{+}T$ 淋巴细胞计数 400 个 /μL 以上，未治疗，同时发现梅毒抗体阳性，RPR 阳性 1 ∶ 16，门诊治疗梅毒，入院前 7 个月 $CD4^{+}T$ 淋巴细胞计数 390 个 /μL。2 周前跌倒后自觉轻度头痛，恶心、呕吐，非喷射性，视力模糊，视物轻度变形，无发热。8 天前于外院行头颅 CT 平扫未见异常，2 天前头颅 MRI 未见异常。2 天前出现面部麻木，1 天前出现言语、吞咽动作不灵活，反应迟钝，双手麻木，无意识障碍，

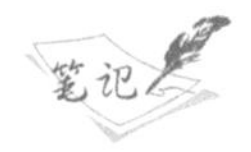

无二便失禁，无下肢感觉活动障碍。

流行病学史：同性性行为史数年，否认输血史，否认吸毒史。

既往史：既往体健，否认慢性疾病史，否认外伤史，10 余年前行痔疮手术。否认过敏史。

个人史：吉林出生，长居北京，无地方病疫区居住史，无传染病疫区生活史，未婚育，吸烟 10 余年，每天 10 余支，间断少量饮酒。

家族史：否认家中有相似病例，否认家族遗传史。

【体格检查】

体温 36℃，脉搏 60 次 / 分，呼吸 22 次 / 分，血压 93/70 mmHg。

神志清楚，反应略迟钝，全身浅表淋巴结未触及异常肿大。左侧皱眉不能，左侧额纹消失，双侧瞳孔等大等圆，双侧瞳孔对光反射灵敏，左侧鼓腮不全伴左口角漏气，伸舌略左，运动正常，无震颤，悬雍垂右偏，颈强直。心肺腹（-），四肢肌力、肌张力正常，生理反射存在，病理反射（-）。

【辅助检查】

血常规：WBC 5.90×10^9/L，RBC 4.90×10^{12}/L，NE% 61.16%，HGB 151.6 g/L，PLT 199.8×10^9/L。肝肾功能正常。LDH 303 U/L，HBDH 299 U/L，CRP 0 mg/L。ESR 7.00 mm/h。PCT ＜ 0.05 ng/mL。ASO 464 IU/mL。ADA 10.8 U/L，真菌 D- 葡聚糖 10 pg/mL。

$CD4^+$T 淋巴细胞计数 524 个 /μL，Ratio 0.71。HIV-RNA 84 320 copies/mL。

新型隐球菌抗原阴性。

结核抗体阴性。IGRA（-）。

血 CMV-DNA 阴性。

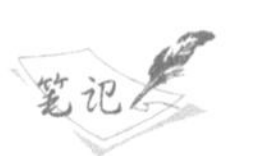

TRUST 阴性，TPPA 阳性。

脑脊液检查：外观清亮，首次腰椎穿刺脑脊液为淡黄色，此后多次腰椎穿刺外观均为无色，脑脊液压力 300 mmH_2O，涂片未见细菌，脑脊液抗酸阴性，未见新型隐球菌，新型隐球菌抗原阴性、弓形体抗体阴性、疱疹病毒抗体阴性、结核 PCR、细菌培养、CMV-DNA 阴性、乙脑抗体阴性，脑脊液 TRUST 阴性，TPPA 阴性，脑脊液 HIV-RNA 19 280 copies/mL，涂片病理未见异常。脑脊液常规生化指标动态变化见图 27-1。

头颅 MRI 平扫 + 增强：颅内未见明显异常。

胸部 CT 平扫：肺 HRCT 平扫两肺未见明显活动性改变。两侧腋窝淋巴结增大。

腹部超声：未见明显异常。

肌电图：双侧面神经周围性损害。

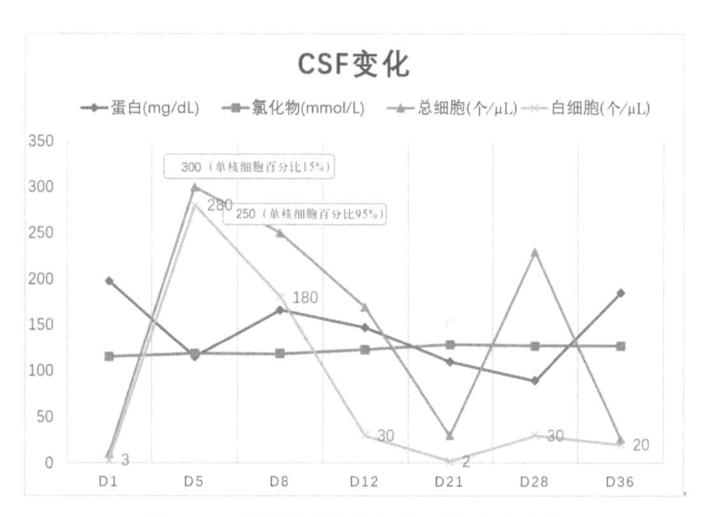

图 27-1　脑脊液常规生化指标动态变化

【诊断】

（初步诊断）中枢神经系统感染、单核细胞增多性李斯特菌脑炎？双侧周围性面瘫、HIV 感染。

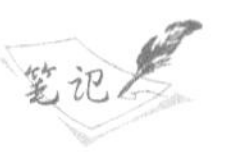

【治疗经过】

第一阶段：给予青霉素400万单位，每4小时一次联合依替米星300 mg，每日一次抗感染，甘露醇脱水，患者症状减轻，表现为精神好转，言语流利，面瘫好转，头痛缓解。

第二阶段：患者入院后第29天开始出现腰痛、发热，体温最高37.7 ℃，腰痛应用解热镇痛药物无好转，并出现胸痛，左颏结节，逐渐增大，由起初1 cm快速增大到3.5 cm，无压痛，伴有右颈部淋巴结增大，颏下、颈部、胸壁、腹股沟多个淋巴结肿大，直径为0.8～2 cm，枕后肿物，直径约5 cm。第34天出现进行性下肢无力，双下肢肌力降至0～1级，排便困难，膝腱反射迟钝，Babinski征阴性。LDH 1362.9 U/L，HBDH 1147.00 U/L，头颅CT平扫：颅内未见明显异常。胸部CT平扫：两侧腋窝淋巴结肿大，较前明显增大。左侧胸壁皮下结节，为新出现。腰椎MRI：胸腰椎体信号异常；T_{12}及L_1椎体后方结节，脊膜病变？该处椎管变窄；性质待定，右肾周间隙及肾盂内软组织结节（图27-2）。胸椎MRI：约T_2、T_3段椎管内右侧条状异常信号病变，性质待定，考虑感染性病变，脓肿形成可能性大；淋巴瘤不除外（图27-3）。行神经外科手术，见硬膜外肿物，手术切除，术后病理（椎管内占位性病变）可见高度异型的淋巴细胞弥漫浸润，细胞核深染不规则，并见大量核碎屑，结合免疫组化结果，符合高级别B细胞淋巴瘤——Burkitt淋巴瘤。免疫组化结果：Bcl-6(－)，CD10(++)，CD20(+++)，CD3(－)，CD45RO(－)，CD79a（+++），Ki-67（+＞90%），Mum-1（+），PAX-5（+++）。

修正诊断：硬膜外淋巴瘤。

及时积极予以化疗，但患者在第一周期化疗中终因发生DIC死亡。

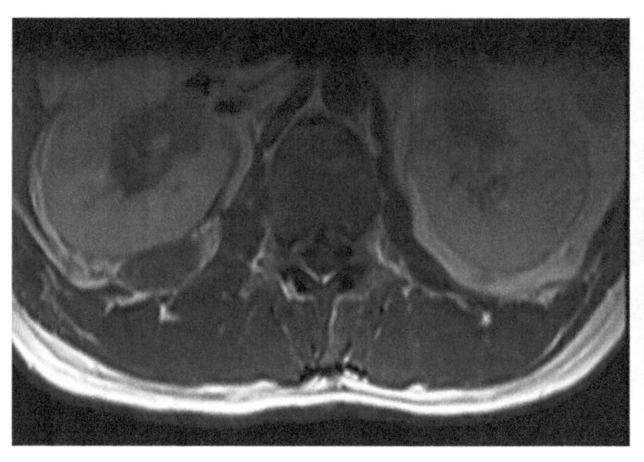
图 27-2　腰椎 MRI

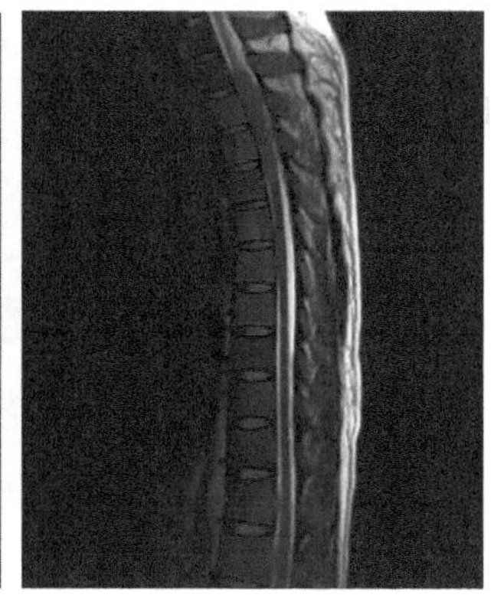
图 27-3　胸椎 MRI

病例分析

本病例是一例 HIV 合并神经系统症状且较为特殊的病例，诊断过程曲折。患者为青年男性，急性起病，$CD4^+T$ 淋巴细胞计数较高，但发现 HIV 感染 2 年余未进行 ART。以神经症状为首发表现，表现为头痛、头晕、双侧周围性面瘫，血液检查未提示明确感染，起初 LDH 升高不明显。初期头胸腹部影像检查未见明显占位性病变，仅见腋窝淋巴结增大（但触诊不能触及明显肿大的腋窝淋巴结）。脑脊液检查表现为高颅压，脑脊液蛋白增加，细胞数增加，由以多核细胞为主转变为以单核细胞为主的变化过程，糖、氯化物降低。

疾病的早期具有很大的隐蔽性和疑惑性，各种检查（包括多次腰椎穿刺）未能发现明确的病灶。通过检查除外了神经梅毒、结核性脑膜炎、CMV、弓形体感染，由于脑脊液白细胞升高，存在早期以多核细胞为主转变为以单核细胞为主的变化过程，蛋白升高，我们不得不考虑到单核细胞增多性李斯特菌脑膜脑炎的可能。给予抗感染治疗，同时应用甘露醇减轻高颅压对症治疗，患者症状有所缓解。

但患者随后出现背痛，快速进展出现脊髓压迫表现，LDH 显著升高，快速出现多发皮下结节，肾周及肾盂内占位，硬膜外肿物。紧急进行神经外科手术，病理证实为椎管内 Burkitt 淋巴瘤。回顾分析此病例，考虑患者新发的肾周及肾盂内占位、多发皮下结节与硬膜外肿物应同属 Burkitt 淋巴瘤。而患者疾病早期以头痛等神经系统症状为主要表现，考虑为 Burkitt 淋巴瘤累及中枢神经系统，即淋巴瘤性脑膜炎。

艾滋病合并非霍奇金淋巴瘤在临床上较为常见，通常以淋巴结肿大多见，而以神经系统受累为首发表现的 NHL 患者非常罕见。对于活检明确诊断为 NHL 的患者应常规进行脑脊液检查，明确是否存在中枢神经系统受累，并且在化疗过程中常规进行预防性鞘内注射。

此病例诊治过程复杂，早期的脑脊液改变类似李斯特菌脑膜炎，但抗感染治疗后并没有得到病情的缓解，最后通过病理证实为椎管内 Burkitt 淋巴瘤。

王芳教授病例点评

HIV 感染者易发恶性肿瘤。卡波西肉瘤、高级别非霍奇金淋巴瘤、侵袭性宫颈癌是艾滋病指征性肿瘤，其中艾滋病指征性非霍奇金淋巴瘤包括 Burkitt 淋巴瘤、弥漫大 B 细胞淋巴瘤、原发中枢神经系统淋巴瘤、原发渗出性淋巴瘤、浆母细胞淋巴瘤。该患者虽然 $CD4^{+}$T 淋巴细胞计数一直在 200 个 /μL 以上，但合并 Burkitt 淋巴瘤，可以确定艾滋病诊断。5% ～ 20% 的艾滋病合并 NHL 患者在就诊时即存在 CNS 受累，表现为淋巴瘤性脑膜炎，约 1/4 软脑膜受累患者无症状，仅少数患者存在脑膜刺激征，其他症状包括头痛、神经根

痛、定位不清的颈背痛、精神状态改变、局部无力或感觉丧失及脑神经麻痹。

原发中枢神经系统淋巴瘤是淋巴结外 NHL 的一种少见变异型，可累及脑、软脑膜、眼、脊髓，无全身淋巴瘤证据，与本病例不同。原发中枢神经系统淋巴瘤有 5 种临床病理分型：颅内病变（单发或多发）、弥漫性软脑膜及脑室周围病变、玻璃体 / 葡萄膜沉积、硬膜内脊髓病变。原发脊髓淋巴瘤几乎都是分散的髓内结节。而全身淋巴瘤脊髓受累通常有弥漫的软脑膜受累或硬膜外结节。

李斯特菌病，是由单核细胞增多性李斯特菌引起的一种食源性疾病，有较高的发病率及病死率。单核细胞增多性李斯特菌为革兰氏阳性菌，无芽孢，兼性厌氧，是一种细胞内菌，在环境中普遍存在。易感高危人群包括孕妇、老年、器官移植受者，以及患艾滋病、糖尿病、心血管病、肾功能损害、恶性肿瘤及酗酒者。HIV 感染者较健康人感染风险高 300 倍。报道李斯特菌病的病死率高达 21% ～ 50%。中枢神经系统李斯特菌病有 3 种类型：脑膜脑炎、脑脓肿、脑干脑炎。其中脑膜脑炎多为亚急性起病，轻重不一，轻度仅表现为发热、精神状态改变，重度可发生昏迷，可存在局灶神经体征，脑脊液表现为细胞增多（由以多核细胞为主转变至以单核细胞为主），蛋白升高，糖及氯化物降低。青霉素或氨苄西林联合氨基糖苷类是治疗李斯特菌病的有效药物，中枢神经系统李斯特菌病的疗程为 5 ～ 6 周。

【参考文献】

1. NCCN Guidelines Cancer in People with HIV，NCCN clinical practice guidelines in oncology – Cancer in People with HIV. [2024-02-04]. https://www.nccn.org/

professionals/physician_gls/pdf/hiv.pdf.

2. MYLONAKIS E，HOHMANN E L，CALDERWOOD S B. Central nervous system infection with Listeria monocytogenes. 33 years' experience at a general hospital and review of 776 episodes from the literature. Medicine（Baltimore），1998，77（5）：313-336.

（王芳　整理）

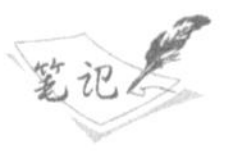

病例 28
艾滋病合并胃弥漫大 B 细胞淋巴瘤

病历摘要

【基本信息】

女性，40 岁。2010 年 1 月 19 日入院。

主诉：乏力伴上腹痛 1 月余。

现病史：患者 1 个多月前无明显诱因出现乏力伴有上腹痛，为剑突下疼痛，无恶心、呕吐，无明显反酸、烧心，自觉食欲下降。就诊于徐州某医院，行彩超检查发现肝脏多发占位，患者进而转诊至北京某医院，住院 1 周。住院期间行彩超及腹部 CT 均提示肝脏多发实性占位，行胃镜检查提示慢性胃炎，给予口服雷贝拉唑及静脉输液等对症治疗后患者自觉上腹痛缓解。住院期间筛查抗 HCV 阳性，HIV 抗体阳性，诊断为丙型肝炎及艾滋病。患者症状缓解后出院，近

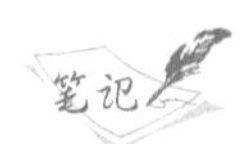

3天再次出现上腹痛，为进一步治疗来我院。患者自发病以来，精神食欲较差，大小便规律，睡眠可，体重无明显变化。

流行病学史：否认不洁性行为史。1995年在当地剖腹产时曾输血。

既往史：慢性胃炎、丙型肝炎，未特殊治疗。否认高血压、冠心病、糖尿病病史，否认其他传染病病史，否认食物、药物过敏史，否认外伤史。1995年曾行剖宫产术。

个人史：无特殊。

【体格检查】

体温36.5 ℃，脉搏100次/分，呼吸20次/分，血压100/60 mmHg。

神志清楚，周身未见皮疹，双侧颈部及锁骨上可以触及肿大淋巴结，直径3～5 mm，无触痛，活动可，无粘连。口唇无苍白，口周无疱疹，口腔黏膜未见白斑，咽部充血，扁桃体无肿大，颈软无抵抗，双肺呼吸音清，未闻及干湿啰音，心率80次/分，心律齐，各瓣膜听诊区未闻及病理性杂音，全腹无压痛及反跳痛，腹部未触及包块，肝、脾、胆囊未触及，Murphy征阴性，肝区叩痛阴性。移动性浊音阴性。四肢、关节未见异常，活动无受限，双下肢无水肿，四肢肌力、肌张力正常，腹壁反射正常引出、双侧肱二、三头肌腱反射、膝腱反射、跟腱反射正常引出，双侧Babinski征阴性，踝阵挛阴性，扑翼样震颤阴性，Kernig征阴性，Brudzinski征阴性。

【辅助检查】

超声检查：肝内多发实性占位，性质待定，脾大，建议进一步检查。

CT检查：肝大，肝内异常强化结节灶，不除外转移瘤可能，建议进一步检查，脾大。

CMV-IgM弱阳性。HCV-RNA 4.28×10^3 copies/mL。抗HCV阳

性。ESR 78 mm/h。结核抗体阳性。HBsAg 阴性。

肝功能：丙氨酸氨基转移酶 11.8 U/L，门冬氨酸氨基转移酶 21 U/L，总胆红素 4.8 μmol/L，白蛋白 32.8 g/L，胆碱酯酶 5331 U/L。电解质：钾 3.84 mmol/L，钠 141.4 mmol/L，氯 113.5 mmol/L，尿素 5.86 mmol/L，肌酐 48 μmol/L。

肿瘤系列阴性。$CD4^{+}T$ 淋巴细胞数：38 个 /μL。

血常规：白细胞 $3.4 \times 10^{9}/L$，中性粒细胞百分比 59.37%，血红蛋白 89 g/L，血小板计数 $277.5 \times 10^{9}/L$。

尿常规提示尿潜血阳性，便常规正常。

胃镜：浅表性胃炎，胃底体外压性隆起待查。病理：黏膜中重度慢性炎，黏膜肌增生，Hp（+）。

胃镜病理：[胃体下部（2 块）] 粟粒大胃底腺胃黏膜组织 2 块，黏膜下大量异型淋巴细胞浸润，考虑为非何杰金氏弥漫大 B 细胞淋巴瘤，肿瘤细胞 Bcl-6（+），CD10（+），CD20（+），CD3（–），CK AE1/3（–），Ki-67（+），Mum-1（+）。

【诊断】

艾滋病、胃弥漫大 B 细胞淋巴瘤、慢性丙型病毒性肝炎。

【治疗经过】

患者入院后因胃部不适完善胃镜检查，活检病理提示弥漫大 B 细胞淋巴瘤，外院会诊意见：诊断：①胃弥漫大 B 细胞淋巴瘤；②慢性丙型病毒性肝炎；③贫血待查：慢性病贫血？缺铁性贫血？建议：①完善胸、腹、盆腔 CT 检查；②完善骨髓穿刺检查；③查血清铁、血清铁蛋白、叶酸、维生素 B_{12} 水平；④待完善上述检查后给予 R-CHOP 方案化疗，至少 6 疗程，方案如下：利妥昔单抗 600 mg d1（100 mg+5%GS 500 mL ＞ 2 小时，500 mg+5%GS 500 mL ＞ 5 小时），

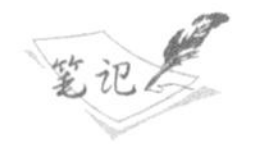

用前 30 分钟给予乐松 30 mg 口服，苯海拉明 20 mg 肌内注射 + 地塞米松 5 mg 静脉注射；环磷酰胺 800 mg d2（+5%GS 250 mL）；吡柔比星 50 mg d2（+5%GS 500 mL）；长春新碱 2 mg iv d2；泼尼松 60 mg d2 ～ d6（同时予以抑酸药及止吐药）。21 天为 1 周期。

患者启动 ART，经过 8 个疗程治疗，胃部淋巴瘤消失，HIV-RNA 转阴，治愈出院。

【随访】

患者间断在我院门诊随访，完善胃镜和 PET-CT 检查未见肿瘤复发。

病例分析

艾滋病：患者女性，15 年前有输血史，HIV 抗体（+），考虑 HIV 感染成立。目前 $CD4^+$T 淋巴细胞计数低于 200 个 /μL，诊断明确。

胃弥漫大 B 细胞淋巴瘤：查 $CD4^+$T 淋巴细胞计数低于 50 个 /μL，上腹痛较为剧烈，根据胃镜检查和病理诊断，可以明确。

慢性丙型病毒性肝炎：有输血史，抗 HCV（+），HCV-RNA（+），结合影像学，诊断明确。

经过消化内镜、感染科和血液科合作诊疗，患者的胃弥漫大 B 细胞淋巴瘤治愈出院。

晚期艾滋病患者可合并艾滋病指征性肿瘤，也可合并非艾滋病指征性肿瘤，该患者因胃部不适入院，免疫力低下，易合并食管、胃、肠的 CMV 病变，因此，病理检查结果有助于鉴别诊断。本例患者完善胃镜活检，结果提示淋巴瘤，根据淋巴瘤治疗指南制定化疗方案，同时接受 ART，此后治愈出院。

肖江教授病例点评

患者免疫力低下，进入艾滋病期，胃部不适，胃镜提示占位，一般考虑合并胃癌，此时活检病理提示弥漫大 B 细胞淋巴瘤，诊断明确，经过多学科合作治愈出院。该患者的诊疗过程是多学科合作治疗晚期艾滋病患者的成功典范。

【参考文献】

1. COUTINHO R，RRIA A D，OUTINHO R，et al. HIV status does not impair the outcome of patients diagnosed with diffuse large B-cell lymphoma treated with R-CHOP in the cART era. AIDS，2014，28（5）：689-697.
2. BESSON C，LANCAR R，PREVOT S，et al. ANRS-CO16 LYMPHOVIR Cohort. Outcomes for HIV-associated diffuse large B-cell lymphoma in the modern combined antiretroviral therapy era. AIDS，2017，31（18）：2493-2501.
3. HENTRICH M，HOFFMANN C，MOSTHAF F，et al. German Study Group of Physicians in Private Practice Treating HIV-Infected Patients（DAGNÄ）；German AIDS Society（DAIG）. Therapy of HIV-associated lymphoma-recommendations of the oncology working group of the German Study Group of Physicians in Private Practice Treating HIV-Infected Patients（DAGNÄ），in cooperation with the German AIDS Society（DAIG）. Ann Hematol，2014，93（6）：913-921.

（肖江　整理）

病例 29 艾滋病合并播散性卡波西肉瘤

病历摘要

【基本信息】

男性，41 岁。2019 年 3 月 22 日入院。

主诉：发现HIV抗体阳性8年，皮肤结节2年，咳痰、喘憋4个月。

现病史：8 年前体检发现 HIV 确证试验阳性，当时 $CD4^{+}$T 淋巴细胞计数不详，未治疗。2 年前胸部出现紫红色结节，就诊于当地医院，未予以明确诊断，未治疗，后结节逐渐增多，蔓延至躯干、面部。3 个月前无明显诱因出现咳嗽，咳橘红色、鲜红色果冻样痰，活动后喘憋，无发热，就诊于当地医院，胸部 CT 提示“霉菌性肺炎可能？”，先后给予伏立康唑、头孢他啶、卡泊芬净治疗，无明显好转，行支气管镜检查，未发现真菌依据，停用。2 个月前行皮肤结节病理，

诊断“卡波西肉瘤”，未化疗。2 个月前开始 ART，方案为替诺福韦 + 拉米夫定 + 依非韦伦（TDF+3TC+EFV），当时 $CD4^+T$ 淋巴细胞计数不详，行 HIV 耐药检测，提示所有 NNRTIs 均潜在耐药，NRTIs 及 PIs 均敏感。为进一步诊治来我院。患者神志清，精神差，进食、二便正常，体重下降约 5 kg。

既往史：否认高血压、冠心病、糖尿病病史，否认其他传染病病史，对氯霉素过敏，否认食物过敏史，否认手术外伤史。

个人史：饮酒史 20 年，已婚，妻子及孩子体健。

【体格检查】

体温 36.3 ℃，脉搏 92 次 / 分，呼吸 19 次 / 分，血压 140/90 mmHg。

神志清楚，慢性病容，面部、躯干可见多个紫红色结节，部分融合。颈部、双侧腹股沟可触及多个肿大淋巴结，最大直径约 3 cm，活动好，质硬，无触痛。面部肿胀，球结膜无水肿，睑结膜无苍白，口唇无发绀，口周无疱疹，口腔黏膜可见紫红色结节，颈软无抵抗，双肺叩诊呈清音，双肺呼吸音粗，双肺底可闻及湿啰音及吸气相哮鸣音。心界不大，心率 92 次 / 分，心律齐，各瓣膜听诊区未闻及病理性杂音，腹部平坦，全腹无压痛及反跳痛，腹部未触及包块，肝、脾、胆囊未触及，Murphy 征阴性，麦氏点无压痛，双侧输尿管无压痛，肝区叩痛阴性。移动性浊音阴性。四肢、关节未见异常，活动无受限，双下肢无水肿。

【辅助检查】

IL-6 4.29 pg/mL。BNP 160.60 pg/mL。肌红蛋白 + 肌钙蛋白 + CK-MB：MYO 23.00 ng/mL，hsTnI 0.001 ng/mL，CK-MB 0.50 ng/mL。淀粉酶 + 脂肪酶：AMY 33.7 U/L，LPS 28.1 U/L。LAC 2.90 mmol/L。PTA 134.00%，DD 1.21 mg/L。甲状腺激素正常。甲状腺抗体组合：

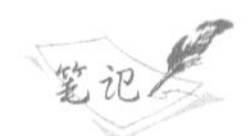

AntiTg 1.83 IU/mL，AntiTPO 0.11 IU/mL。

血气分析：pH 7.421，PCO_2 5.73 kPa，PO_2 7.57 kPa，BE 2.60 mmol/L，HCO_3^- 27.30 mmol/L。

新型隐球菌抗原阴性。肺炎支原体抗体测定阴性。疱疹组合HSV-Ⅱ-IgG阳性。真菌D-葡聚糖＜10.0 pg/mL。ESR 18.0 mm/h。腺苷脱氨酶（血）9.9 U/L。CMV-IgM阴性。CMV-IgG阳性。AntiHBs 103.16 mIU/mL，AntiHBe 0.50 S/CO，AntiHBc 6.57 S/CO。HBV-DNA＜1.0×10^2 IU/mL。AntiHCV 0.35 S/CO。HCV-RNA ＜ 2.5×10^2 IU/mL。梅毒TRUST阴性，TPPA阴性。弓形体组合TOX-IgM阴性，TOX-IgG阴性。痰抗酸染色未见抗酸杆菌。PCT＜0.05 ng/mL。CMV-DNA＜5.0×10^2 copies/mL。HCV-RNA＜2.5×10^2 IU/mL。疱疹组合HSV-Ⅱ-IgG阳性。

辅助性T细胞亚群$CD4^+$ 69个/μL。HIV-RNA 124 copies/mL。

生化全项：K^+ 4.02 mmol/L，Cl^- 101.8 mmol/L，Na^+ 136.6 mmol/L，ALB 31.3 g/L，UREA 5.27 mmol/L，CREA 58.9 μmol/L，URCA 232.0 μmol/L，ALT 12.3 U/L，AST 16.4 U/L，TBIL 7.8 μmol/L，DBIL 2.2 μmol/L，CHE 4173 U/L。

腹部超声：肝弥漫性病变，肝内高回声结节，观察，胆囊壁毛糙。

超声心动图：左室舒张功能减低。

泌尿系统CT：肝、脾多发结节状低密度灶，性质待定，建议行增强CT进一步检查。结合胸部CT，双下肺卡波西肉瘤。

腹部MRI增强：肝S7血管瘤。肝内多发异常信号，结合临床考虑卡波西肉瘤可能性大。肝门区肿大淋巴结。骨密度：骨质疏松。

胸部CT增强：双肺弥漫斑片及结节，考虑为卡波西肉瘤可能性大，对比2019年3月22日胸部CT，病变较前减少，纵隔及双腋窝

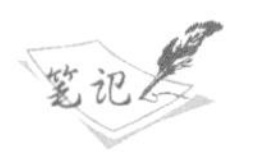

淋巴结肿大，大致同前，胸壁皮肤多发结节样增厚，大致同前，右侧第 3 肋骨局部骨皮质不规整，密度增高，考虑卡波西肉瘤侵犯肋骨。

【诊断】

艾滋病、播散性卡波西肉瘤（肝脏、肺部、肋骨、皮肤受累）。

【治疗经过】

予以多柔比星脂质体化疗，按 20 mg/m^2 给予 33 mg 输注，同时给予补液水化治疗，碱化尿液，地塞米松减轻药物副反应等治疗。ART 为替诺福韦 + 拉米夫定 + 克力芝（TDF+3TC+LPV/r），患者经过 10 余个疗程治疗，周身卡波西肉瘤明显减少并消失。

【随访】

患者治愈后定期随访，未见肿瘤复发。

病例分析

艾滋病：HIV 确证试验阳性 8 年，免疫力低下，近 2 个月开始 ART，出现卡波西肉瘤，艾滋病诊断明确。

播散性卡波西肉瘤：面部、躯干多处紫红色结节，多发淋巴结肿大，病理明确诊断为卡波西肉瘤。病史 2 年，现出现喘憋，咳橘红色果冻样痰，肺部 CT 提示病变类似真菌，无发热，且抗真菌治疗无效，考虑卡波西肉瘤累及肺部。

肖江教授病例点评

卡波西肉瘤是艾滋病常见机会性肿瘤，该患者肿瘤侵犯肺部、肝脏、肋骨、皮肤，合并喘息、憋气等症状，因此，除了对患者进

行 ART 外，还要进行积极化疗。该患者经过积极化疗后病情好转，提示我们的治疗方案行之有效。因此，掌握卡波西肉瘤化疗的适应证是必要的。

【参考文献】

1. MOSAM A，SHAIK，UIDRICK T S，et al. A randomized controlled trial of highly active antiretroviral therapy versus highly active antiretroviral therapy and chemotherapy in therapy-naive patients with HIV-associated Kaposi sarcoma in South Africa. J Acquir Immune Defic Syndr，2012，60（2）：150-157.
2. BIHI F，MOSAM A，HENRY L N，et al. Kaposi's sarcoma-associated herpesvirus-specific immune reconstitution and antiviral effect of combined HAART/chemotherapy in HIV clade C-infected individuals with Kaposi's sarcoma. AIDS，2007，21（10）：1245-1252.
3. PALICH R，VEYRI M，VALANTIN M A，et al. Recurrence and occurrence of Kaposi's sarcoma in patients living with human immunodeficiency virus（HIV）and on antiretroviral therapy，despite suppressed HIV viremia. Clin Infect Dis，2020，70（11）：2435-2438.
4. El-MALLAWANY N K，KAMIYANGO W，SIONE J S，et al. Clinical factors associated with long-term complete remission versus poor response to chemotherapy in HIV-infected children and adolescents with Kaposi sarcoma receiving bleomycin and vincristine：a retrospective observational study. PLoS One，2016，11（4）：e0153335.
5. MTONGA W，MUJAJATI A，MUNKOMBWE D，et al. Therapeutic outcomes in AIDS-associated Kaposi's sarcoma patients on antiretroviral therapy treated with chemotherapy at two tertiary hospitals in Lusaka，Zambia. Curr HIV Res，2018，16（3）：231-236.

（肖江　整理）

病例 30 艾滋病合并口腔卡波西肉瘤

病历摘要

【基本信息】

男性，30 岁。2021 年 1 月 9 日入院。

主诉：发现 HIV 抗体阳性 3 年，咽部不适 2 年，口腔肿物 10 个月。

现病史：患者 3 年前体检发现 HIV 抗体阳性，并经当地确证试验确诊 HIV，$CD4^{+}T$ 淋巴细胞计数约 450 个 /μL，至入院时尚未启动 ART，此后患者复查 $CD4^{+}T$ 淋巴细胞计数最低 33 个 /μL。2 年前患者无明显原因出现咽部不适，无明显吞咽困难、咳嗽等症状，自服药物（具体不详）后症状有所缓解，但仍间断出现。10 个月前患者自行发现口咽及咽部米粒大小肿物，咽部不适明显加重，一直未予

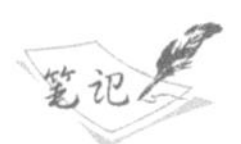

特殊诊治。3 个月前肿物明显增大，伴吞咽困难、咽痛，自服“消炎药”治疗后症状无明显缓解，逐渐伴咳嗽、咳黄绿色痰或黑红色痰，活动后轻微胸闷憋气。4 天前就诊于当地医院，考虑“卡波西肉瘤”不除外，转诊至我院。

流行病学史：9 年前曾有同性性行为史。

既往史：平素健康状况良好，否认高血压、冠心病、糖尿病病史，否认其他传染病病史，否认食物、药物过敏史，否认手术外伤史。

个人及婚育史：无地方病疫区居住史，无传染病疫区生活史，无冶游史，8 年吸烟史，量约 20 支 / 日；4 年饮酒史，量约 250 克 / 次，未婚未育。

【体格检查】

体温 36.5℃，脉搏 78 次 / 分，呼吸 21 次 / 分，血压 110/75 mmHg。

颈部可触及肿大淋巴结，大小约 0.5 cm × 0.5 cm。质中，活动度可，无明显触痛。口腔可见散在分布的暗红色肿物，咽腭弓充满数个暗红色肿物，表面可见少许脓性分泌物（图 30-1）。双肺叩诊呈清音，双肺呼吸音清，未闻及干湿啰音及胸膜摩擦音。

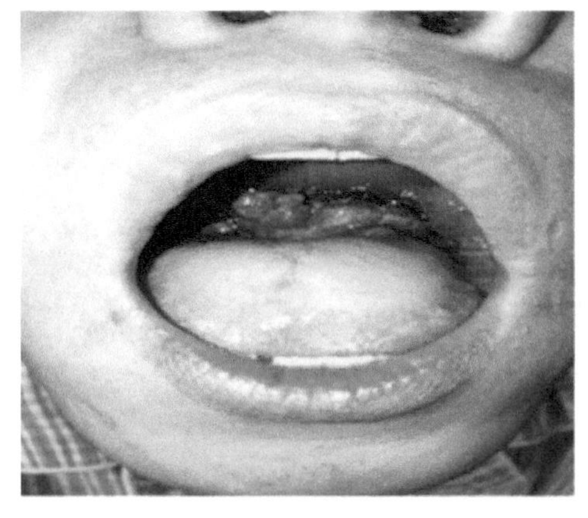

图 30-1 口腔检查

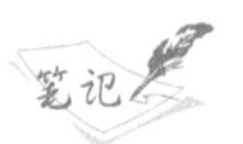

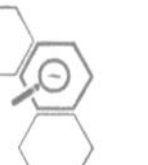

【辅助检查】

血常规：WBC 6.73×10^9/L，NE% 66.80%，NE 4.50×10^9/L，LY% 26.20%，LY 1.76×10^9/L，MO% 4.50%，MO 0.30×10^9/L，HGB 127.00 g/L，PLT 213.00×10^9/L。电解质 + 肾功能 + 血糖：K^+ 3.56 mmol/L，Na^+ 142.0 mmol/L，Cl^- 102.6 mmol/L，Ca^{2+} 2.22 mmol/L，Mg^{2+} 0.74 mmol/L，P 1.18 mmol/L，UREA 1.60 mmol/L，CREA 80.2 μmol/L，URCA 461.0 μmol/L，GLU 5.69 mmol/L，TCO_2 26.8 mmol/L，AG 16.16 mmol/L，eGFR 116.8 mL/（min · 1.73 m^2）。肝功能：ALT 11.0 U/L，AST 13.2 U/L，TBIL 10.3 μmol/L，DBIL 2.7 μmol/L，TP 74.0 g/L，ALB 43.5 g/L，GLO 30.5 g/L，A/G 1.4，CHE 6297 U/L。凝血组合项：PT 11.60 s，PTA 90.00%，APTT 36.80 s，Fb 312.00 mg/dL，PT 比值 1.07，INR 1.07，TT 14.0 s。

痰细菌培养：铜绿假单胞菌。新型隐球菌抗原阴性。结核抗体阴性。梅毒抗体：TRUST 阳性（1 ∶ 16），TPPA 阳性。肿瘤系列：AFP 1.69 ng/mL，CEA 0.8 ng/mL，CA19-9 ＜2.0 U/mL，CA15-3 4.3 U/mL。特种蛋白：IgG 14.00 g/L，IgA 2.20 g/L，IgM 0.98 g/L，C_3 0.92 g/L，C_4 0.20 g/L，CER 0.40 g/L，RF 20 IU/mL，ASO 199 IU/mL。

$CD4^+$T 淋巴细胞计数 268 个 /μL，HIV-RNA 71 200 copies/mL，*HLA-B5701* 基因型检测阴性。

胸部 CT 增强：双肺弥漫多发磨玻璃结节影、斑片影，左肺下叶见片状实变影，灶周多发磨玻璃密度改变，其内见细支气管管腔扩张及支气管气相，增强扫描见病灶较明显强化（图 30-2）。

笔记

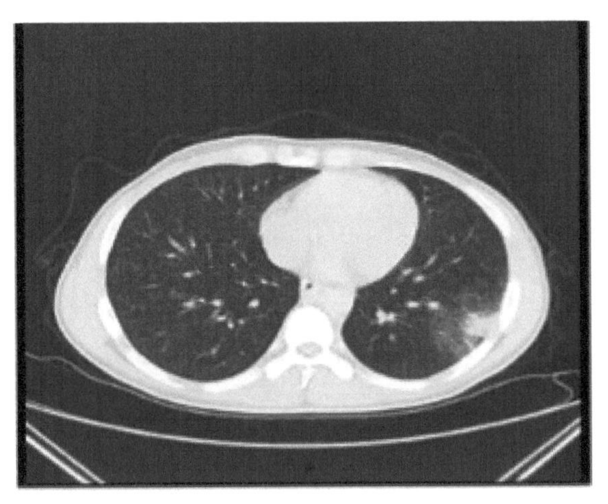

图 30-2 胸部 CT 增强

口腔病理:(口腔肿物)符合卡波西肉瘤。免疫组化结果：CD31(+)，CD34(+)，HHV8(+)，Ki-67(约 15%+)，第 8 因子(+)。

【诊断】

艾滋病、卡波西肉瘤、细菌性肺炎、梅毒。

【治疗经过】

患者入院后给予哌拉西林舒巴坦抗细菌感染；同时行口腔肿物病理活检及其他辅助检查。口腔肿物病理提示符合卡波西肉瘤，于 2021 年 1 月 15 日启动多柔比星脂质体方案化疗，化疗过程顺利。经上述治疗后患者口腔肿物较入院时明显缩小，吞咽困难明显改善；咳嗽、咳痰等呼吸道感染症状基本消失，病情好转。于 2021 年 1 月 18 日启动 ART，考虑患者已进入艾滋病期，*HLA-B5701* 基因型检测阴性，结合患者自身条件，ART 方案确定为多替阿巴拉米片(3TC/ABC/DTG)，服药期间无明显药物相关不良反应。病情缓解出院。

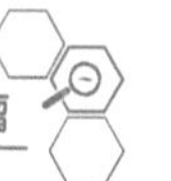

病例分析

（1）卡波西肉瘤（口腔）：患者艾滋病基础，至入院时一直未启动 ART，CD4$^+$T 淋巴细胞计数明显降低；入院时主要表现为吞咽困难；口腔可见散在分布的暗红色肿物，咽腭弓充满数个暗红色肿物。入院后行口腔肿物病理活检，病理结果提示人类疱疹病毒 -8（HHV-8）(+)，符合卡波西肉瘤表现，据此口腔卡波西肉瘤诊断明确。考虑卡波西肉瘤已经严重影响患者吞咽功能，需要尽快施行化疗，化疗药物为多柔比星脂质体，化疗后患者口腔肿物较入院时明显缩小，吞咽困难明显改善，病情明显好转。

（2）艾滋病：患者有长期同性性行为史，为艾滋病高危人群，入院前 3 年经 HIV 确证试验确诊艾滋病，综上所述，艾滋病合并卡波西肉瘤诊断明确。入院后查 *HLA-B5701* 基因型检测阴性，结合患者自身条件，确定 ART 方案为 DTG/3TC/ABC，服药期间无明显药物相关不良反应。

（3）细菌性肺炎：患者入院时表现为咳嗽，咳黄绿色痰或黑红色痰，胸闷憋气；入院后 CT 提示肺部感染，痰培养提示铜绿假单胞菌感染，诊断成立；根据药敏提示选用抗生素治疗后病情好转。

（4）梅毒：患者既往有高危性行为史，入院后查梅毒 TRUST 阳性（1 ∶ 16），TPPA 阳性，梅毒诊断成立。无明显皮疹、硬下疳、神经梅毒、心血管梅毒等表现；入院后给予苄星青霉素驱梅治疗。

倪量教授病例点评

卡波西肉瘤（Kaposi sarcoma，KS）是 HIV 感染患者最常见的

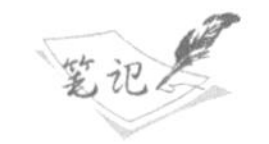

恶性肿瘤。与经典的 KS 不同，HIV 相关的 KS 可影响所有皮肤和黏膜、淋巴结和内脏器官（如胃、肠、肺或肝也可能累及）。高 HHV-8 和 HIV 病毒血症似乎是免疫重建炎症反应相关 KS 的危险因素。

目前已知，KS 是由 HHV-8 或卡波西肉瘤相关疱疹病毒（KSHV）感染所致。在艾滋病患者，HHV-8 血浆病毒血症的水平与 KS 进程有显著的相关性。患者主要通过性传播、母婴垂直传播、血液制品传播、唾液等途径感染 HHV-8。HHV-8 感染导致 KS 的发病机制尚不清楚。然而，HHV-8 能够利用正常内皮细胞分化途径，通过操纵转录调控因子，有助于 KS 的形成。

在 HIV 感染人群中，男同性恋者几乎是唯一受 KS 影响的人群。然而有趣的是，一些 HIV 阴性的男男性行为者也发生了 KS。免疫缺陷并不是 KS 发展的先决条件，一项研究显示，在合并 KS 的艾滋病患者中，约 29% 的患者 $CD4^+$T 淋巴细胞计数超过 300 个 /μL，并且 HIV-RNA 低于检测下限。

口腔、皮肤部位的 KS，诊断通常是基于临床表现。因此，临床上需要细致、全面体格检查，包括口腔、生殖器黏膜等。另外还需完善腹部超声、胃十二指肠镜、阴道镜检查，以及胸部 CT 等影像学检查，进一步评估 KS 病情。然而，所有可疑病例都建议进行组织学诊断，以便进一步明确诊断。

对于病情快速进展、伴有 KS 相关症状（如严重影响器官功能、疼痛）和（或）内脏转移的患者，需要尽快开始化疗。多柔比星脂质体（20 mg/m² 的体表剂量）是首选的治疗药物，完全缓解率可高达 80%。一般每 2 ～ 3 周输注一次，通常 6 ～ 8 个周期就可以取得良好的临床疗效。但是在治疗期间，应注意监测相关的骨髓毒性和心脏毒性（一般只有在累积剂量超过 450 mg 时才会发生），此外，还有一个

重要的副作用是掌跖表现异常，如手和脚有痛感的红斑。另外，紫杉醇对 KS 也有效，但是紫杉醇副作用较为明显（更强的骨髓抑制、完全脱发等）。对于多柔比星难治的病例，除紫杉醇外，口服依托泊苷、伊立替康、ABV 方案（阿霉素、博来霉素和长春新碱）及吉西他滨也能对 KS 治疗有效。另外，对于初诊艾滋病的 KS 患者，尽快启动 ART 至关重要。随着血浆 HIV-RNA 水平的下降，获得免疫重建后，许多 KS 病变能持续稳定，甚至完全消失。研究显示，启动 ART 后能迅速降低血浆 HHV-8 水平，改善 HHV-8 相关的体液反应。

【参考文献】

1. LETANG E，LEWIS J J，BOWER M，et al. Immune reconstitution inflammatory syndrome associated with Kaposi sarcoma：higher incidence and mortality in Africa than in the UK. AIDS，2013，27（10）：1603-1613.
2. LANEY A S，CANNON M J，JAFFE H W，et al. Human herpesvirus 8 presence and viral load are associated with the progression of AIDS-associated Kaposi' s sarcoma. AIDS，2007，21（12）：1541-1545.
3. PICA F，VOLPI A. Transmission of human herpesvirus 8：an update. Curr Opin Infect Dis，2007，20（2）：152-156.
4. CANCIAN L，HANSEN A，BOSHOFF C. Cellular origin of Kaposi' s sarcoma and Kaposi' s sarcoma-associated herpesvirus induced cell reprogramming. Trends Cell Biol，2013，23（9）：421-432.
5. RASHIDGAMAT E，BUNKER C B，BOWER M，et al. Kaposi sarcoma in HIV-negative men who have sex with men. Br J Dermatol，2014，171（5）：1267-1268.
6. KROWN S E，LEE J Y，DITTMER D P. AIDS malignancy consortium. More on HIV-associated Kaposi' s sarcoma. N Engl J Med，2008，358（5）：535-536.
7. CIANFROCCA M，LEE S，VON ROENN J，et al. Randomized trial of paclitaxel versus pegylated liposomal doxorubicin for advanced human immunodeficiency virus-associated Kaposi sarcoma：evidence of symptom palliation from chemotherapy.

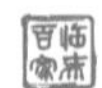

Cancer，2010，116（16）：3969-3977.

8. CATTAMANCHI A，SARACINA M，SELKE S，et al. Treatment with valacyclovir，famciclovir，or antiretrovirals reduces human herpesvirus-8 replication in HIV-1 seropositive men. J Med Virol，2011，83（10）：1696-1703.

（倪量 整理）

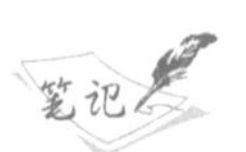